Dwi Endah
Afrezah Ezah

Aldeia amiga dos idosos

Dwi Endah
Afrezah Ezah

Aldeia amiga dos idosos

Lição aprendida com base na comunidade para melhorar o envelhecimento saudável na Indonésia

ScienciaScripts

Imprint

Any brand names and product names mentioned in this book are subject to trademark, brand or patent protection and are trademarks or registered trademarks of their respective holders. The use of brand names, product names, common names, trade names, product descriptions etc. even without a particular marking in this work is in no way to be construed to mean that such names may be regarded as unrestricted in respect of trademark and brand protection legislation and could thus be used by anyone.

Cover image: www.ingimage.com

This book is a translation from the original published under ISBN 978-3-330-35133-2.

Publisher:
Sciencia Scripts
is a trademark of
Dodo Books Indian Ocean Ltd. and OmniScriptum S.R.L publishing group

120 High Road, East Finchley, London, N2 9ED, United Kingdom
Str. Armeneasca 28/1, office 1, Chisinau MD-2012, Republic of Moldova, Europe
Printed at: see last page
ISBN: 978-620-7-60661-0

Índice

Reflexão

Ser um idoso saudável, produtivo e feliz é uma escolha que deve ser travada tanto a nível pessoal, para manter sempre a saúde física e mental de cada um, como para preparar um sistema amigo dos idosos.

Para que, quando envelhecermos, possamos ser saudáveis, produtivos e felizes. Aprendamos com os vários países que se adaptaram ao envelhecimento da população.

Introdução Autor

Agora, é um verdadeiro prazer e privilégio para mim apresentar o livro sobre a Aldeia Amiga dos Idosos, especialmente o programa de cuidados aos idosos na Comunidade. Agora é a vez de cuidarmos dos nossos idosos que estão a envelhecer com o meu coração e paciência. Embora, ao contrário dos pais que amam o tempo todo o seu filho. Tentar continuar a adorá-los.

Este livro é uma aprendizagem para todos nós sobre a Aldeia Amiga dos Idosos, Lição aprendida com base na comunidade para melhorar o envelhecimento saudável na Indonésia. Esperamos que o livro de experiência prática de campo seja útil para melhorar a saúde e a felicidade dos idosos. Viver no meio da família e do ambiente de vida, amorosa e carinhosamente incorporado num programa de aldeia amiga dos idosos. Pedimos desculpa se existem muitas falhas e hábitos. Esperamos que seja útil aprender e partilhar o programa de cuidados aos idosos e que todos se esforcem por promovê-lo para reforçar a capacidade de todos os cidadãos numa sociedade envelhecida. Obrigado pela vossa atenção.

Dwi Endah, MPH

Obrigado aos nossos pais, mãe e pai, que nos inspiram a continuar a ser o melhor dos seres humanos. O Instituto da Fundação CitaSehat e RumahZakat tornou-se a escola de aprendizagem de serviço comunitário, o nosso professor Prof. Tri Budi. W Rahardjo, Professor. Takeo Ogawa, Ph.D., DR. Dong Hee Han, Professor. Kathryn L. Braun (Presidente do Active Aging Consortium Asia Pasic) e o nosso amigo idoso voluntário amigo e para os idosos de toda a Indonésia e do mundo, adoramos-vos.

Introdução

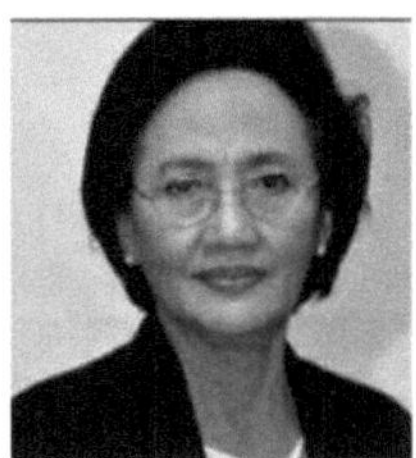

ProfessorTri Budi W.Rahardjo

Centro de Estudos do Envelhecimento - Universidade da Indonésia

A Indonésia é o quarto país mais populoso do mundo e a décima maior população de idosos. Até 2020, o número de pessoas idosas continuará a aumentar para 28,8 milhões (11% da população total), enquanto a população infantil diminuirá gradualmente em número. Por conseguinte, para preparar a Indonésia para enfrentar o envelhecimento da população, o nosso Centro de Estudos sobre o Envelhecimento (CAS) da Universidade da Indonésia está empenhado em prestar apoio em várias actividades destinadas a melhorar a saúde dos idosos, colaborando com várias partes.

Uma das actividades empreendidas na comunidade para contribuir para melhorar a saúde dos idosos é a existência de uma aldeia amiga dos idosos iniciada pelo autor na província de Yogyakarta. Actividades sob a forma de tutoria Postos de serviços de saúde integrados, formação de prestadores de cuidados na comunidade, voluntários amigos dos idosos, cuidados ao domicílio, formação em empreendedorismo para os idosos enumerados no Livro da Aldeia Amiga dos Idosos, Modelo de Empoderamento de Base Comunitária.

Este livro é uma das melhores práticas de trabalho na comunidade, realizado por jovens na Indonésia. Damos uma boa resposta a ideias e actividades activas na comunidade para melhorar a saúde dos idosos. Esperamos que, com este livro, possamos contribuir para a gestão dos idosos a nível comunitário, partilhando conhecimentos e experiências.

Boa leitura, cumprimentos calorosos!

Introdução

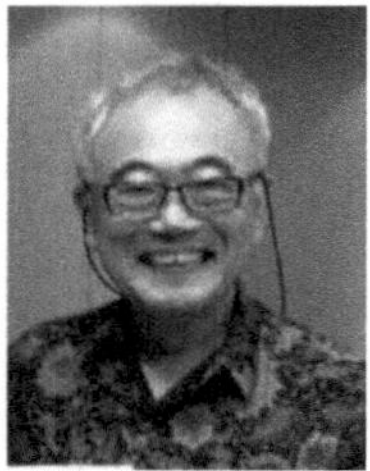

Professor Takeo Ogawa, Ph.D.

Presidente, (NPO) Asian Ageing Business Center

A fim de concretizar o conceito ideal de "envelhecer no local", é comum reconhecer que é necessário melhorar os cuidados comunitários globais e desenvolver o local e a oportunidade onde os idosos possam ser tratados por si próprios. O que devemos fazer para cuidar dos idosos não é uma resposta simples. Devemos encontrar e partilhar valores/conhecimentos/competências de várias culturas e comunidades.

Apesar de a Indonésia, o Japão, a Coreia e outros países terem formas diferentes de cuidar dos idosos, podemos aprender uns com os outros. Recordo que os delegados japoneses visitaram a aldeia de Karet Pleret, no distrito de Bantul, em Yogyakarta, na Indonésia, e aprenderam a forma como os indonésios prestam serviços sociais e de saúde aos idosos numa comunidade. Ficámos inspirados com a forma como os profissionais e os prestadores de cuidados informais podem colaborar entre si para prestar cuidados comunitários aos idosos.

Este livro é uma das melhores práticas de Cuidados de Longa Duração na comunidade na Indonésia. O vosso trabalho em Yogyakarta é muito impressionante. Agradecemos a vossa dedicação à promoção do envelhecimento ativo na comunidade. Esperamos que este livro possa ser aprendido e partilhado no âmbito do programa de cuidados a idosos e que todos se esforcem por promovê-lo para reforçar a capacidade de todos os cidadãos numa sociedade envelhecida. Os nossos parabéns a todos. Muito obrigado.

Capítulo 1

Condição dos idosos em vários países

"Aprender com vários países, como o Japão, por exemplo, que já tem uma população idosa com uma idade avançada em condições saudáveis, não senil e ainda produtiva. Apoio sistemático de todas as partes e evitar os factores de risco de doença, muitas actividades físicas para que os idosos no Japão se mantenham produtivos".

Em 2010, os idosos no Japão ainda representam cerca de 43 do total da população produtiva. A projeção do Japão é a comparação entre os idosos e a população produtiva de 69 a 100 em 2035. Comparativamente aos dados de 2010, esta condição aumentou de forma muito acentuada. As mesmas condições também são enfrentadas pela Coreia, Alemanha e França. Em geral, de acordo com os registos da ONU, a população idosa também duplicou em pouco mais de 25 anos. Atualmente, a ONU prevê que o número de idosos atinja 600 milhões de pessoas em todo o mundo, o que equivale a 8% do total da população mundial, passando para 11,34% em 2020.

Esta condição continuará a aumentar para 1,1 mil milhões ou 13% em 2035 e registará um aumento superior ao da população idosa no mundo após 2100.

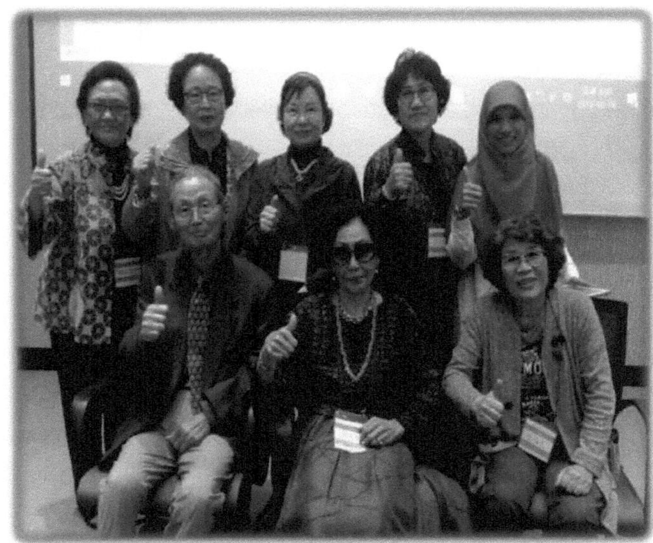

Essa condição não acontece apenas nos países desenvolvidos que enfrentam a síndrome da menor população, pois os Estados Unidos (EUA) e a

China, conhecida como o país com maior população, também enfrentam os mesmos problemas. Os Estados Unidos (EUA), com uma taxa de natalidade tão elevada, têm de suportar 44 idosos por cada 100 habitantes, enquanto na China a população idosa aumenta de 15 para 36 por cada 100 pessoas em idade produtiva. Se antes era considerado um motor de crescimento. Estes idosos como fator dominante degradam a taxa de crescimento económico mundial.

Idosos na Indonésia

De acordo com a Lei n.º 13 de 1998 sobre o bem-estar dos idosos, o termo idoso é um residente que atingiu a idade de 60 anos ou mais. Além disso, os idosos podem ser divididos em dois: idosos com potencial e idosos sem potencial. Idoso Potencial é a pessoa idosa que ainda é capaz de realizar trabalhos e/ou atividades que possam produzir bens e/ou serviços. Enquanto o Idoso Não Potencial é o idoso que não se atreve a ganhar a vida, de modo que a sua vida depende da ajuda de outros. Entretanto, a OMS divide os idosos por nível de idade; (1) Idade (meia-idade, entre 45-59 anos) (2) Velhice (idoso, entre 60-70 anos) (3) Velhice (idoso, entre 75-90 anos) (4) Velhice (muito idoso, mais de 90 anos).

Em todo o mundo, incluindo na Indonésia, a população idosa (mais de 60 anos) está a crescer muito rapidamente e é mesmo a mais rápida em comparação com outros grupos etários em 2013, 2050 a 2100.

Gráfico 1 Proporção da população idosa da Indonésia e do mundo 2013, 2050 e 2010

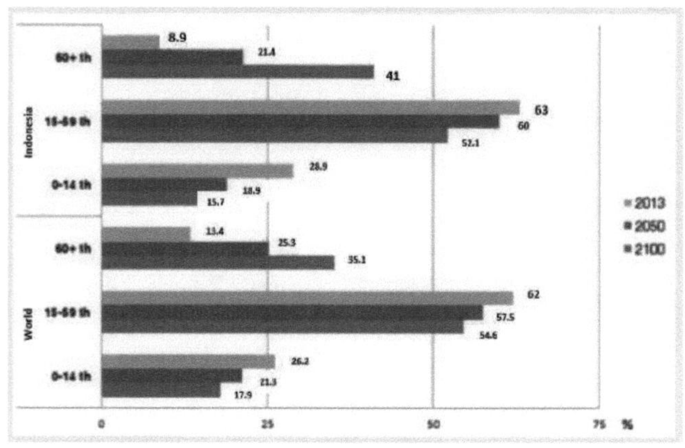

Desde então, em 2013 (8,9% na Indonésia e 13,4% no mundo), 2050 (21,4% na Indonésia e 25,3% no mundo) e em 2100 (41% na Indonésia e 35,1% no mundo). Em contrapartida, os grupos etários 0-14 anos e 15-59 anos tendem a diminuir em 2050 e 2100. Um indicador do sucesso do desenvolvimento é o aumento da esperança de vida da população. O aumento da esperança de vida da população, fazendo com que o número de idosos continue a aumentar de ano para ano. O gráfico 2 da esperança de vida da Indonésia em 2008-2015 e a previsão para 2030-2035. Visto de 2004 a 2015 mostra um aumento da esperança de vida na Indonésia de 68,6 anos para 70,8 anos e projetado em 20302035 para atingir 72,2 anos.

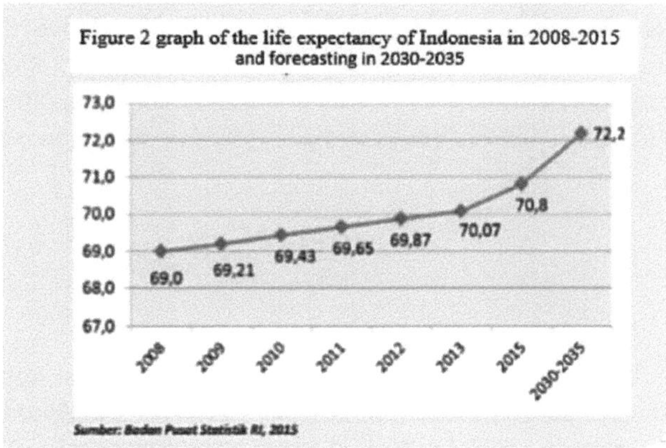

Para combater os efeitos da explosão da população idosa, a OMS lançou um programa para melhorar a saúde de quem tem uma vida mais longa e se mantém produtivo. Até à data, os residentes em 11 países da OMS no Sudeste Asiático com mais de 60 anos são 142 milhões de pessoas e prevê-se que aumentem 3 vezes até 2050.

A população idosa está a ser alvo da atenção do governo e da sociedade. O artigo 5.º da Constituição da República da Indonésia, n.º 13/2008, estabelece que o cumprimento dos direitos dos idosos inclui (1)Serviços espirituais religiosos e mentais (2)Serviços de saúde (3)Oportunidades de emprego (4)Serviços de educação e formação

(5) Facilidade de utilização das instalações, e Instalações e infra-estruturas públicas

(6) Facilidade de serviço e assistência jurídica

(7)Proteção social

(8) Assistência social.

Vários esforços têm sido implementados por agências governamentais, profissionais de saúde, bem como trabalhando com partes privadas e comunidades para reduzir as taxas de morbidade e mortalidade dos idosos. Os serviços de saúde, sociais, laborais e outros têm sido empreendidos a vários níveis, nomeadamente ao nível dos indivíduos idosos do grupo familiar de idosos, da habitação social de *tresnawreda*, das instalações de saúde de base comunitária, das instalações de saúde de primeira linha ou avançadas são esforços para ultrapassar os problemas de saúde e bem-estar dos idosos.

De acordo com o centro de dados e informações do Ministério da Saúde de 2015, Yogyakarta é uma província da Indonésia que tem a maior proporção de população idosa, 13,4% da população total, e a menor é Papua (2,8%). Bantul Regency é um dos distritos de Yogyakarta que tem a maior população de idosos, 178.025 homens e 188.749 mulheres. A existência de um elevado número de idosos torna-se um desafio para que os idosos tenham uma boa qualidade de vida e sejam saudáveis.

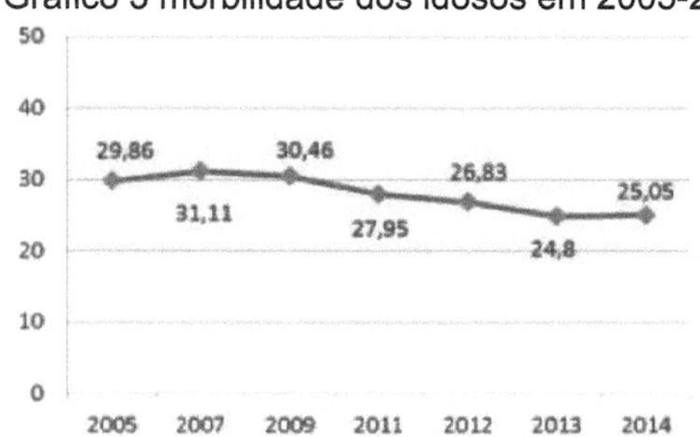

Para combater os efeitos da explosão da população idosa, a OMS lançou um programa para melhorar a saúde de quem tem uma vida mais longa e se mantém produtivo.

Desafios enfrentados pelos idosos, nomeadamente no que respeita ao declínio da condição física. A taxa de mortalidade é um dos indicadores utilizados para medir o grau de saúde pública. A morbilidade é classificada como um indicador de saúde negativo. Quanto mais baixa for a taxa de morbilidade, melhor será o estado de saúde da população.

Gráfico 3 morbilidade dos idosos em 2005-2014

Fonte: Gabinete Central de Estatísticas, Inquérito Socioeconómico Nacional 2005-2014.

A taxa de morbilidade da ocupação idosa de 2014 é de 25,05%. O significado desta percentagem é que se houver 100 pessoas idosas, 25 delas sentem dor. A condição de doença dos idosos não é generalizada para a interrupção das actividades diárias. Dados A evolução da taxa de morbilidade de 2005 a 2014 é um dado aproximado da incidência de doenças nos idosos. Se visto, o estado de saúde dos idosos experimentou um aumento marcado pela diminuição da taxa de morbidade, embora no ano anterior de 2013 a 2014 tenha havido um aumento. Se olharmos para o número de morbilidade e problemas de saúde dos idosos pode ser visto na tabela 1, que é os dados dos 10 principais problemas de saúde sofridos pelos idosos.

Tabela 1 Os dados dos 10 principais problemas de saúde sofridos pelos idosos.

No	Health Problems	Prevalence		
		55-64 years	65-74 years	> 75 years
1	Hypertension	45.9	57.6	63.8
2	Arthritis	45	51.9	54.8
3	Stroke	33	46.1	67
4	Chronic obstructive lungs disease	5.6	8.6	9.4
5	Diabetes Mellitus (DM)	5.5	4.8	3.5
6	Cancer	3.2	3.9	5
7	Coronary heart disease	2.8	3.6	3.2
8	Kidney stones	1.3	1.2	1.1
9	Heart failure	0.7	0.9	1.1
10	Kidney failure	0.5	0.5	0.6

Fonte : Investigação Básica em Saúde, Ministério da Saúde da Indonésia 2013

Os problemas degenerativos reduzem o sistema imunitário, tornando-o suscetível a doenças infecciosas. Os dados da investigação básica sobre saúde de 2013 mostram que a maioria das doenças dos idosos são doenças não transmissíveis (DNT), como a hipertensão, a artrite, o acidente vascular cerebral, a doença pulmonar crónica e a diabetes mellitus (DM). Ser um idoso saudável significa ser capaz de se manter ativo, caso contrário, ser um idoso ativo pode manter-se saudável.

O aumento da idade afecta o declínio das funções fisiológicas, pelo que as doenças que surgem frequentemente são as doenças não transmissíveis.

A definição de envelhecimento ativo da Organização Mundial de Saúde (OMS) é um processo de utilização de oportunidades de saúde, participação e segurança para melhorar a qualidade de vida dos idosos. A palavra ativo, segundo a OMS, significa que a população idosa continua a participar em actividades sociais, económicas, culturais, espirituais e outras actividades comunitárias, em vez de poder ser fisicamente ativa e participar apenas na força de trabalho.

A população idosa que começou a aumentar na Indonésia pode constituir um problema se não for tratada imediatamente. Esta questão está relacionada com aspectos de saúde/médicos, psicológicos, económicos e sociais. Por conseguinte, o padrão de resolução de problemas é retirado precocemente para que, se for vivido até à idade avançada, não haja problemas.

A necessidade de prevenção, promoção e atualização dos serviços de saúde para os idosos começou a ser pré-envelhecida (45-59 anos). Para além disso, é necessário abordar sistematicamente através da abordagem do ciclo de vida (abordagem do curso de vida) com o conceito a montante e a jusante que é a velhice.

Ser um idoso saudável significa manter-se ativo, caso contrário, um idoso ativo pode manter-se saudável. O Programa é uma abordagem da idade da criança (idade de ouro) à saúde dos idosos. O objetivo do programa é a promoção de idosos saudáveis e activos em todas as idades. A saúde dos idosos é um espelho dos resultados do programa de abordagem do curso de vida. A abordagem do saneamento dos idosos é efectuada através da existência de aldeias amigas dos idosos. Rumo a um idoso saudável e ativo são resultados de serviços de saúde integrados desde o conceito, o bebé e a criança, o adolescente, o adulto e o idoso, incluindo o âmbito da saúde reprodutiva do adolescente, o saneamento, a nutrição, a saúde materno-infantil e a saúde do idoso.

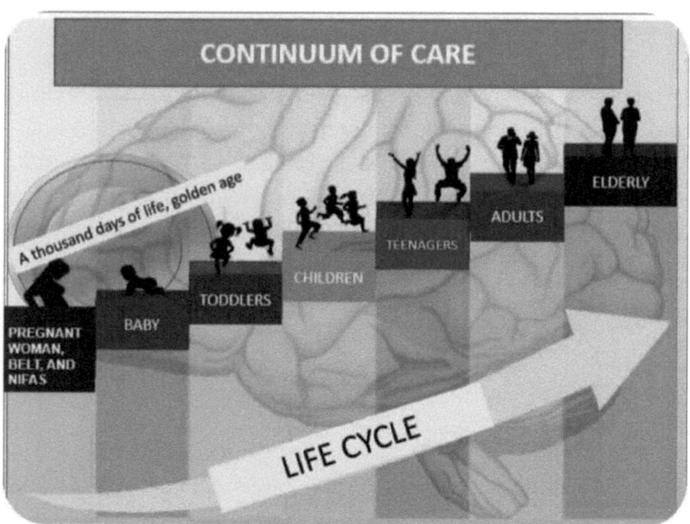

Capítulo 2

O conceito ideal de envelhecer no local

O envelhecimento é um processo natural pelo qual uma pessoa experimenta um retrocesso físico, mental e social que interage entre si como resultado da idade. O declínio da condição acima referida para alguém que entra na terceira idade pode ser visto a partir de várias mudanças:

- Alterações que aparecem na aparência do rosto, da pele e da pele
- Alterações que ocorrem no interior do corpo, como o sistema espinal, cerebral, nervoso e cardíaco.
- Alterações das funções sensoriais: visão, audição, olfato e paladar
- Diminuição do sistema motor, como a diminuição da força, da velocidade e da aprendizagem de novas competências. Estas alterações conduzirão gradualmente a um declínio das condições de saúde física e psicológica, o que afectará subsequentemente as suas actividades económicas e sociais.

Durante este tempo, foram cometidos alguns erros na prestação de cuidados aos idosos. Assumir o idoso como um grupo fraco para que a sua vida seja sempre controlada por outros grupos etários. Os idosos são colocados em áreas tendencialmente fechadas (por exemplo, colocá-los num orfanato longe da família ou num quarto especial para que fiquem separados dos outros membros da família) e restringindo-os de interagir com o mundo exterior para a disfunção social. Esta condição ou tratamento leva muitas vezes o idoso a sentir-se confinado, solitário, incapaz de se atualizar, stressado e com facilidade de sofrer perturbações físicas e psicológicas.

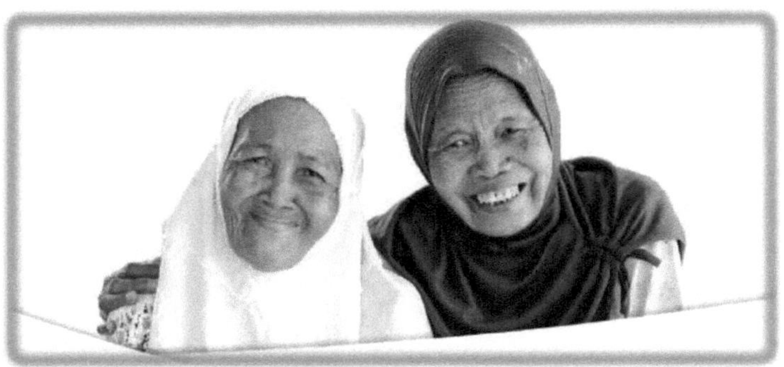

Em muitos casos, os idosos desesperam, sentem-se inúteis e alguns tentam mesmo pôr termo às suas vidas. Embora fisicamente os idosos tenham diminuído, em comparação com outros grupos, os idosos têm vantagens em termos de conhecimentos, experiência, rede de contactos, sabedoria e tempo que podem ser desenvolvidos e potenciados para que continuem a ser um trunfo para as famílias e comunidades nos domínios económico e social.

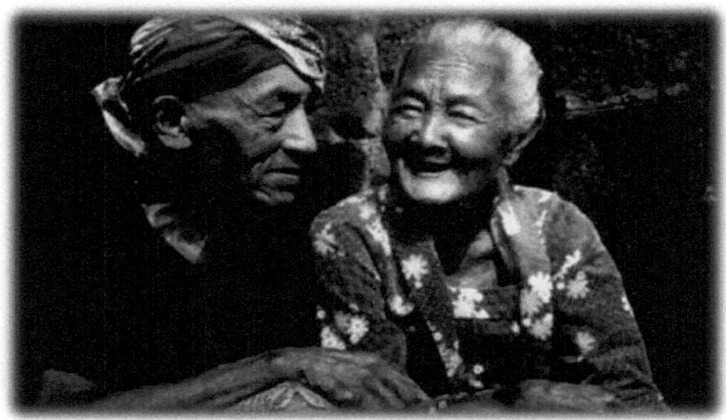

O empowerment dos idosos tem por objetivo permitir-lhes desempenhar um papel no desenvolvimento, tendo em conta a sua função, sabedoria, conhecimentos, competências, experiência, idade e condição física, bem como a manutenção de um nível de bem-estar social dos idosos .

A existência de um ambiente físico, de infra-estruturas, social, económico e de vida que conduza ao apoio à criação de idosos saudáveis, activos no domínio social e económico e prósperos. Desde a declaração da humanidade numa grande reunião da humanidade em Madrid, em 2002 (conhecida como MIPAA 2002), em que participaram 157 países, incluindo a Indonésia, houve uma mudança de paradigma do envelhecimento, passando do desenvolvimento da instituição em 1982 para o envelhecimento ativo.

A Indonésia, enquanto signatária da declaração do MIPAA de 2002, referiu-se à Constituição n.º 13 sobre o bem-estar dos idosos, que prevê a criação de uma comissão nacional para o envelhecimento, seguida de várias comissões regionais, tanto a nível provincial como distrital/cidades. A ligação entre o direito mundial e a socialização das políticas, a comissão dos idosos na Indonésia traduziu vários acordos internacionais no domínio da humanidade e três documentos estratégicos publicados pela OMS, que permitem aos países desenvolver recursos humanos e investir em infra-estruturas.

A idade ou os idosos, os três documentos estratégicos são :
1) Envelhecimento ativo
2) Cuidados de saúde primários para idosos ou idosos
3) Cidade dos idosos ou dos idosos globais

Em 2002, a OMS emitiu uma diretriz sobre as cidades amigas das pessoas idosas para responder a dois fenómenos demográficos: o fenómeno do envelhecimento da população (aging), que fez com que o número de idosos aumentasse rapidamente, e o fenómeno da urbanização, que é global.

Este problema do envelhecimento tornou-se uma questão social, económica e política importante nos países em desenvolvimento, como a Indonésia. Dado que o impacto do envelhecimento da população não se limita apenas aos sectores da saúde e da economia, o envelhecimento da população deve também ser tido em conta na análise da pobreza, do planeamento urbano, do emprego e do bem-estar.

As directrizes da OMS relativas a esta cidade amiga dos idosos incluem 8 dimensões:

1) Edifício e espaço exterior
2) Transporte
3) Habitação
4) Participação social
5) Respeito e empenhamento social
6) Participação civil e emprego (Sociedade civil e comunicações)
7) Comunicação e informação
8) Apoio comunitário e serviços de saúde.

A lista de oito dimensões da cidade amiga dos idosos elaborada pela OMS é muito abrangente. Ao ter em conta todos os aspectos do ambiente, apoia a vida de uma pessoa, pelo que, se um local cumprir estes indicadores, não é apenas um local amigo dos idosos, mas sim amigo de todos os grupos etários e de outros grupos vulneráveis, incluindo crianças, pessoas com deficiência e mulheres. Por exemplo, passeios sem barreiras melhoram a mobilidade e a independência de jovens e idosos com deficiência, mulheres grávidas e mulheres, incluindo crianças.

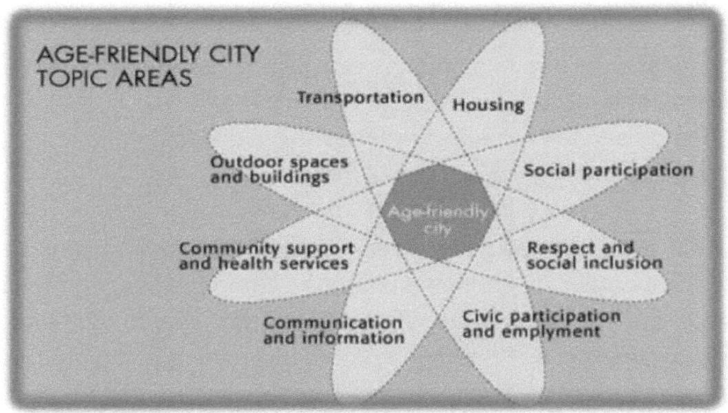

Formas de proteção dos idosos:

1. Respeitar os idosos

Falar de forma educada, respeitosa e clara com os idosos é um exemplo de respeito pelos idosos, porque na vida, os idosos precisam de um amigo para comunicar, comunicar e desenvolver a criatividade. A família deve evitar que o idoso fique sozinho em casa sem companhia ou sem parentes em casa.

2. Ter em conta as necessidades básicas das pessoas idosas

As necessidades básicas dos idosos incluem a alimentação, o vestuário e a alimentação. Os idosos precisam de uma alimentação adequada: saudável, nutritiva e vitaminada. Os idosos também precisam de um pacote decente que possa aumentar a sua confiança. Para além disso, os idosos precisam de uma habitação decente: saudável, segura, confortável e limpa.

3. Prestação de serviços sociais na família

Os idosos da família necessitam de cuidados de saúde e de aconselhamento. Estas actividades incluem tutoria, cuidados de saúde (cuidados de saúde), orientação e capacitação em termos físicos, mentais e sociais.

4. Prestação de assistência/compensação aos idosos pobres

As famílias e as comunidades precisam de prestar assistência aos idosos para manterem o seu nível de vida adequado. É necessária outra assistência, maximizando o potencial dos idosos através da capacitação económica, embora simples.

5. Ajudar na aproximação e proteção jurídica das autoridades

As famílias e as comunidades devem ajudar a abordar as autoridades para defender os direitos dos idosos. Também proporciona proteção jurídica aos idosos. Assim, o idoso ganha conforto e segurança na sua vida.

6. Capacitar os idosos através da assistência económica produtiva às empresas para os idosos.

Isto pode aumentar a capacidade socioeconómica, o que moldará ainda mais a alma da autossuficiência dos idosos.

Uma cidade amiga dos idosos também ajudará muito os idosos a deslocarem-se com conforto e a não terem dificuldade em aceder a instalações públicas, como as instalações de saúde. A população idosa é constituída por pessoas com idade igual ou superior a 60 anos, que sofreram uma perda de força e de saúde. Também precisam de facilitar a utilização dos equipamentos públicos, a relação custo-eficácia, a comodidade nas deslocações e a disponibilização de instalações recreativas e de reflexão sob a forma de espaços abertos sob a forma de parques especiais.

Os resultados do estudo na cidade de Yogyakarta mostram que o nível de conformidade da cidade de Yogyakarta com os critérios de cidade amiga dos idosos da OMS é bastante bom, atingindo 48%. É melhor em comparação com a situação geral em 14 cidades da Indonésia, que apenas atinge 43%. A dimensão de Cidade Amiga dos Cidadãos em Yogyakarta é a Participação Social, que atinge 64%, a dimensão seguinte de Apoio Comunitário e Serviço de Saúde, 63%, e a dimensão de Inclusão Social, 58%. Esta omnipresença é também líder em comparação com as circunstâncias gerais de outras cidades na Indonésia.

As dimensões da Cidade Amiga dos Idosos que ainda estão em falta na cidade de Yogyakarta e também na Indonésia em geral são a Participação de Skip e Trabalho (19%), Habitação (31%), Edifícios e Espaços Abertos (40%) e Transportes (43%). A proposta para 2030 é começar por abordar os indicadores de baixo desempenho, que não exigem muito dinheiro, e envolver todas as partes interessadas. Os resultados deste estudo, se necessário, fornecerão os dados, as recomendações e as indicações necessárias para o planeamento de um Destino

Urbano Sustentável2030.

O que é necessário é o compromisso do governo da cidade e de outras partes interessadas para que a cidade de Yogyakarta se torne uma cidade estética em 2030. Há quatro condições que devem ser cumpridas para se tornar uma cidade amiga dos idosos, nomeadamente :

1) Ter um conjunto de regras que regem os idosos, como os regulamentos locais

Um dos instrumentos legais que regulam os idosos pertencentes ao governo municipal de Yogyakarta é o Regulamento do Presidente da Câmara de Yogyakarta n.º 6 de 2013 sobre o Serviço Domiciliário Saudável para Idosos na cidade de Yogyakarta. O objetivo do serviço domiciliário para idosos saudáveis é melhorar o estado de saúde dos idosos em Yogyakarta. O governo da cidade de Yogyakarta também apoia plenamente os esforços envidados para preparar o projeto de regulamento local da arte na província de Yogyakarta, conduzido pelos serviços sociais da província de Yogyakarta em cooperação com a Universidade Islâmica do Estado e várias partes interessadas, a fim de garantir a segurança e a proteção jurídica dos idosos na província de Yogyakarta, incluindo os idosos na cidade de Yogyakarta. O projeto de regulamento local relativo aos idosos ainda está a ser revisto para obter a aprovação da Assembleia Regional dos Representantes do Povo.

2) Ter um líder regional empenhado e atencioso para com os idosos

Tanto o Rei como o Governador de Yogyakarta e a sua esposa *GustiKanjengRatu (GKR) Hemas,* bem como o Regente/Prefeito da província de Yogyakarta, têm um grande empenhamento e preocupação com os idosos. Este facto é evidente pelo grande apoio dos dirigentes desta área aos esforços desenvolvidos para melhorar o bem-estar dos idosos. Uma das provas concretas deste empenhamento foi a tomada de posse de GKR Hemas como Presidente da Comissão Regional de Idosos da província de Yogyakarta para o período 2014-2017. A existência da Comunidade Sénior de Yogyakarta dará início à marcha dos idosos para serem mais produtivos e independentes, com todas as limitações que existem. A inclusão do GKR Hemas na Comissão Regional de Idosos da província de Yogyakarta tem um valor estratégico na melhoria da qualidade dos idosos na província de Yogyakarta.

3) **Dispor de um método de documentação adaptado aos idosos, tal como especificado nas disposições da OMS, mas adaptado às circunstâncias da zona em causa**

O resultado da avaliação da capacidade de a cidade de Yogyakarta ser uma cidade amiga dos idosos, de acordo com as disposições da OMS, revela um índice de conformidade de 48%. Este índice é relativamente elevado em comparação com o índice da cidade de Depok (41,6%) e com o índice médio14 das cidades da Indonésia (42,9%). Isto mostra que a cidade de Yogyakarta tem capacidade adequada para ser uma cidade amiga dos idosos. Este índice de conformidade aumentará se as recomendações propostas para reformar os indicadores de baixo desempenho forem seguidas pelos governos locais, pelas partes interessadas relevantes e apoiadas por toda a comunidade na província de Yogyakarta.

4) **Instalações adaptadas às pessoas idosas**

Uma boa cidade é uma cidade que pode acomodar as necessidades dos seus habitantes. As diferentes necessidades variam em função do carácter dos habitantes da cidade. A adequação entre as necessidades e o carácter dos habitantes da cidade afectará então o conforto e a satisfação das pessoas que nela vivem. O conforto e a satisfação são a referência de um dos critérios de conformidade que é o 5º critério do conceito de boa forma da cidade ou de boa forma da cidade. O conceito de boa forma da cidade tem 5 elementos formadores: vitalidade, sentido, adaptação, acesso e controlo (Lynch, 1975).

O aumento do número de idosos requer a atenção de toda a comunidade para que contribua igualmente para a resolução dos problemas dos idosos. A contribuição de todas as partes é a chave para a gestão sustentável do programa; uma delas é através da capacitação dos idosos. Assim, o objetivo a atingir é tornar os idosos, especialmente na Indonésia, mais saudáveis, independentes, produtivos e felizes.

Immediate :

- Pre-Age Target (45-59 years)
- Elderly (60-69 years)
- Elderly High risk (> 70 years or> 60 years with health problems)

Indirect Goals :

- Family
- Community where elderly live
- Social organizations
- Public health workers
- People in the community

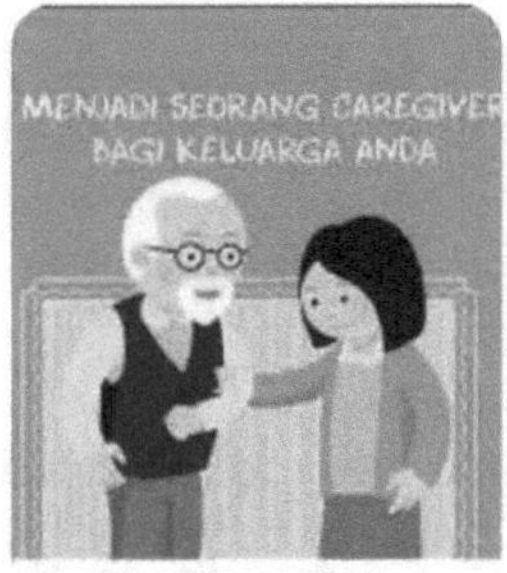

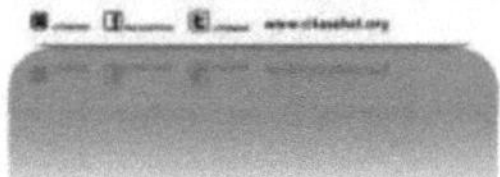

Program Type	Efforts to improve social welfare
<ul><li>Basic health services elderly</li><li>Facilitation of referral services in hospitals</li><li>Health Promotion</li><li>Mental health service (mental health service)</li><li>Home care services</li><li>Long-Term Care(LTC)</li><li>Prevention of Non Communicable Diseases</li><li>Elderly Nutrition Services</li></ul>	<ul><li>Spiritual service</li><li>Social assistance</li><li>Improvement of elderly welfare</li><li>Establishment of village elderly care community and elderly education service</li></ul>

Desafios enfrentados

1. Aumento da doença degenerativa, Financiamento da doença degenerativa
2. Sensibilização dos jovens para a manutenção da saúde, de modo a tornarem-se idosos saudáveis
3. A perceção do idoso é sinónimo de doente e indefeso, de preferência em

casa e resignado

Estratégias adoptadas:

1) Programas baseados no ciclo de vida
2) Parcerias inter-programas e trans-sectoriais
3) Capacitação da família e da comunidade
4) Campanha de assistência comunitária aos idosos.

O espírito de partilha e de contribuição contribui para melhorar a saúde e a felicidade dos idosos. A filosofia da bola dada é atirada contra a parede na direção horizontal.

Capítulo 3

Aldeias Amigas dos Idosos, Cuidados aos Idosos com base na comunidade

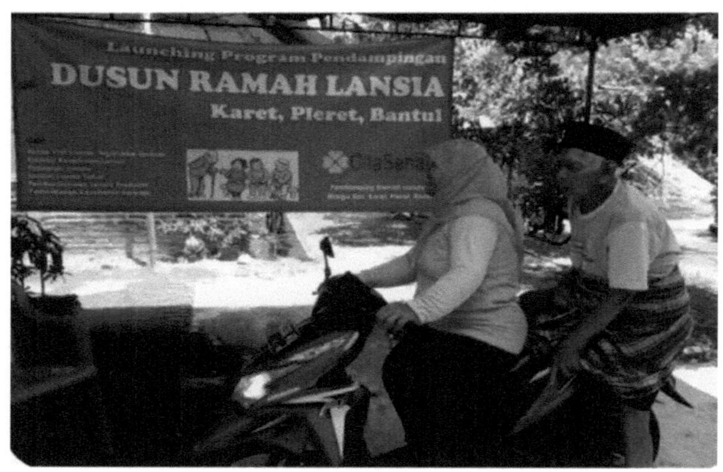

Aldeia amiga dos idosos, a ideia inicial do início deste programa é um esforço de sensibilização e de devoção aos pais que cresceram até aqui; é tempo de cuidar dos que estão a envelhecer. Dá também ao espírito como meio de consciencialização que, se nos for dada a longevidade, todos nós passaremos a idade dos idosos. O tratamento atual voltará para o agressor.

O espírito de partilha e de contribuição são a melhoria da saúde e da felicidade dos idosos. A filosofia dada uma bola atirada contra a parede na direção horizontal. Quanto mais a bola for lançada, mais rapidamente regressará ao lançador. Assim, o bem que se dá aos outros, à coletividade, regressará aos seus autores.

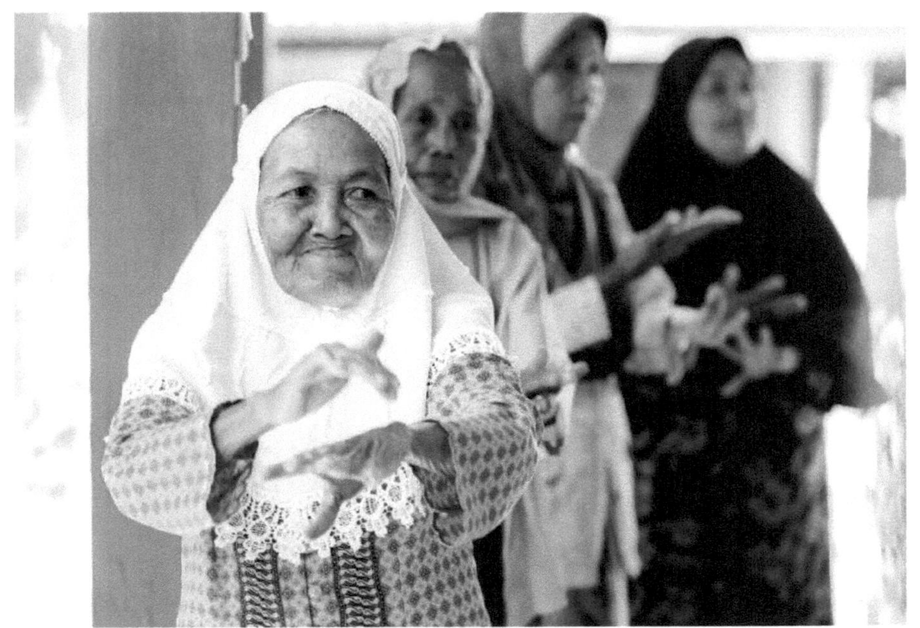

A filosofia torna-se um incentivo para que um dia os idosos colham bons resultados, ou seja, tornem-se idosos saudáveis, produtivos, úteis e felizes. Esta condição pode ser posta em prática se, a partir de agora, todos se comprometerem a contribuir igualmente para melhorar a saúde dos idosos, bem como a criar um sistema e um ambiente favorável aos idosos. Para que, quando nos tornarmos idosos, nos tornemos idosos saudáveis, activos e felizes.

Uma visão geral das Aldeias Amigas dos Idosos

A localização do programa de aldeia amiga dos idosos é na aldeia de Karet, no sub-distrito de Pleret, na regência de Bantul, na província de Yogyakarta. Esta aldeia tem uma área de 32 ha. Os limites da aldeia de Karet são adjacentes à aldeia de Pungkuran a leste, à aldeia de Kepuren a norte, ao rio Gajah Wong a oeste e ao rio Opak a sul. Administrativamente, esta área é a área da aldeia de Pleret, distrito de Pleret-Bantul. Esta área está localizada adjacente a Piyungan e é uma das povoações mais densas.

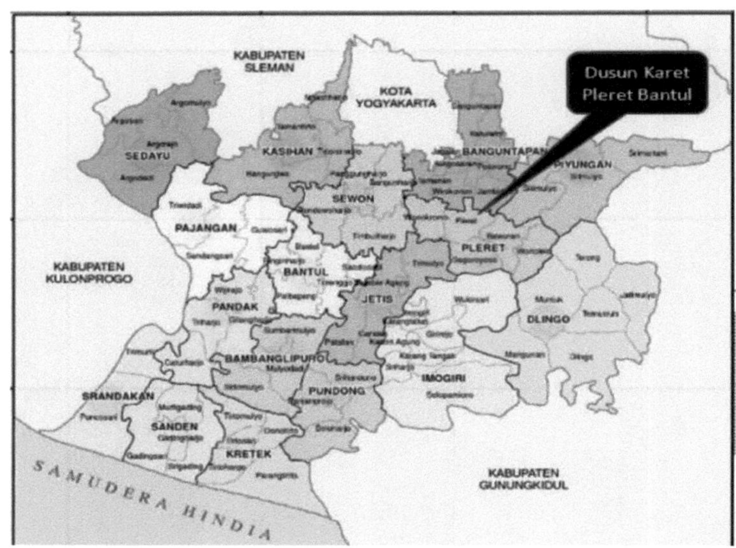

Map Karet, Pleret Village Bantul Regency

O número de residentes da aldeia de Karet é de 1256 pessoas, sendo a população feminina de 630 habitantes e a população masculina de 626 pessoas, com 438 chefes de família, divididos em 8 associações de bairro *(RukunTetangga)*. A maior parte (90%) dos chefes de família vivem como trabalhadores não qualificados, entre outros, como trabalhadores agrícolas em arrozais, carregadores, sendo que 54,8% têm o ensino primário e não têm escolaridade.

Dados sobre o rendimento da comunidade em 2014 na aldeia de Karet Pleret foram obtidos 53% da população total com rendimentos inferiores a 600.000,00 IDR e 36% com rendimentos superiores a 600.000,00 IDR até 1.000.000,00 IDR, pelo que se pode dizer que 89% das pessoas da aldeia de Rubber Pleret ganham menos do que o salário mínimo regional, regência de Bantul 1.125.500,00 IDR, outro indicador do número total de residentes que ganham menos de 600.000,00 IDR, apenas 69% têm seguro de saúde, enquanto 31% não têm seguro de saúde.

Os costumes da sociedade de tipo rural, como é o caso da aldeia de KaretPleret, são densos, entre outros, a família, as brincadeiras e a familiaridade com os lugares vizinhos. As actividades comunitárias na aldeia de KaretPleret são *arisanRT* (associação de moradores), desenvolvimento de grupo de bem-estar familiar, postos de serviços de saúde integrados, criança pequena, lixo de caridade, horta nutricional, programa de zona de não fumadores, visita domiciliária e atividade de rotina dos idosos através de postos de serviços de saúde integrados. O número de idosos nesta aldeia ascende a 155, divididos em 146 idosos que ainda são produtivos e 9 idosos com movimentos limitados, que fazem intervenções de acordo com as necessidades de cada idoso.

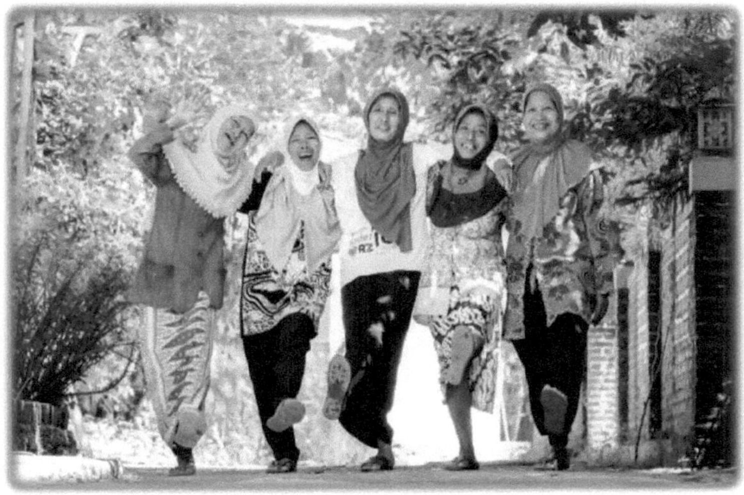

Capítulo 4

Imagens da implementação da Aldeia Amiga dos Idosos

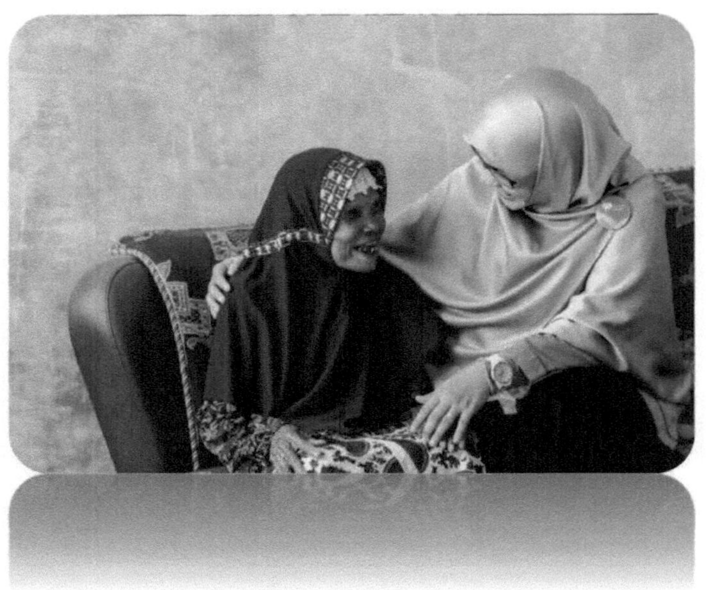

1. A formação inicial da Aldeia Amiga dos Idosos

O início da criação das Aldeias Amigas dos Idosos deve-se ao facto de o número de idosos na aldeia de Karet ser superior a 10% da população total. As actividades que têm sido boas e o funcionamento de postos de serviços de saúde integrados para idosos e a rotina de ginástica precisam de ser apoiados por idosos amigos do ambiente.

A aldeia amiga dos idosos é um esforço de todos os cidadãos para cuidar dos idosos, para que estes se sintam em casa e se mantenham saudáveis, activos e felizes.

O facilitador da iniciativa "Aldeia Amiga dos Idosos" abordou o chefe da aldeia como líder da aldeia para se reunir com a comunidade para cuidar dos idosos. A aldeia amiga dos idosos é um esforço de todos os cidadãos para cuidar dos idosos, para que estes se sintam em casa e se mantenham saudáveis, activos e felizes. O início da criação do programa "Aldeias Amigas dos Idosos", relativo à assistência aos idosos e às actividades de ginástica para idosos, é realizado regularmente uma vez por mês.

A assistência é prestada através da educação dos idosos e da melhoria dos conhecimentos dos quadros *posyandu*. (A abordagem à comunidade local é feita por líderes como o chefe da aldeia, a associação de moradores e os quadros (*kader*) da comunidade. Além disso, o apoio da clínica do governo local e da aldeia ao subdistrito torna-se um incentivo para continuar a sensibilizar a comunidade para apoiar o programa da aldeia amiga dos idosos.

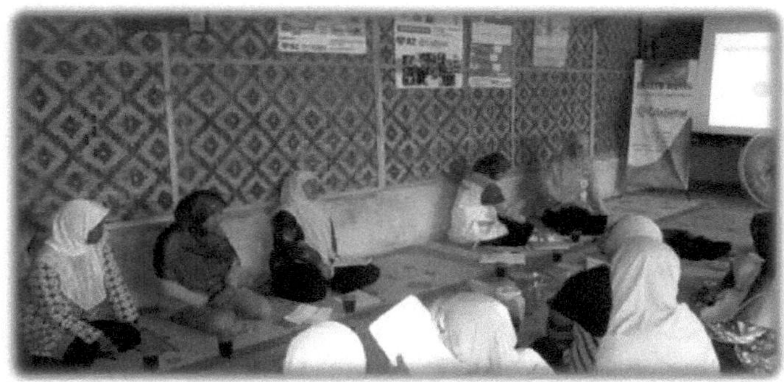

Quanto mais a bola for lançada, mais rapidamente regressará ao local de lançamento.
Tal como o bem que é dado aos outros, a coletividade devolverá aos seus autores.

Objetivo geral Aumentar a sensibilização de todos os cidadãos para se preocuparem mais com a qualidade de vida dos idosos em termos de saúde, produtividade, felicidade e aspeto social e com o bem-estar dos idosos.

Objetivo especial
- Aumentar e monitorizar a saúde dos idosos numa base regular e manter os factores de risco que afectam a saúde dos idosos.
- Aumentar o índice de felicidade dos idosos para que a produtividade esperada dos idosos aumente
- Aumentar o conhecimento sobre os idosos e as suas famílias
- Estabelecer cuidados e comunidade de idosos de todas as idades
- Estabelecimento do cuidador informal em Cuidados de Longa Duração (LTC) na

comunidade Objectivos da atividade

- Idosos e família dos idosos

- Toda a sociedade se preocupa com os idosos

Objetivo:

- Implementação de programas de serviços de saúde e actividades sociais para os idosos numa base regular (pessoal e comunitária)
- Formação de quadros/voluntários de cuidados a idosos
- Formação do canto da demência como um movimento de cuidados de demência na comunidade
- Criação de uma comunidade de cuidados a idosos de várias idades de bebés, adolescentes e entre os idosos
- Realização de idosos saudáveis, activos e felizes
- Aumento dos conhecimentos e competências do prestador de cuidados por parte dos membros da família/comunidade mais próxima

Entrada / Identificação do recurso (imagem de entrada)

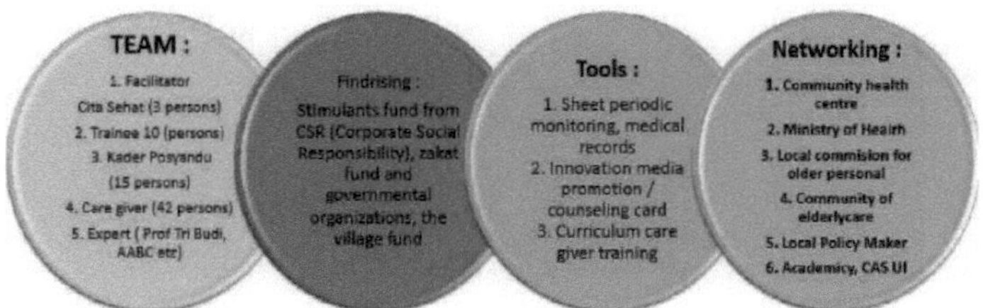

Alguns dos recursos necessários para gerir um programa para idosos consistem em equipas, orçamentos, ferramentas e redes. A equipa é constituída por um facilitador e por recursos humanos que realizam actividades de apoio, tais como facilitadores, neste caso da Fundação CitaSehat e da RZ, quadros de saúde na área local e a existência de um prestador de cuidados (família do idoso). O orçamento provém de estimulantes e do autofinanciamento do dinheiro da comunidade. Estes fundos são utilizados para actividades de rotina integradas em postos de serviços de saúde, ginástica para idosos e alimentação auxiliar de idosos. Os estímulos sob a forma de cuidados são dados por actividades de formação provenientes da Fundação CitaSehat e da cooperação com académicos. São necessárias várias fichas de acompanhamento como instrumento de acompanhamento dos idosos, meios de comunicação educativos, instrumentos de deteção da demência e um currículo de formação para as famílias dos idosos. O trabalho em rede foi convidado para cooperação entre outros centros de saúde, comissões comunitárias de idosos, gabinetes de saúde e alguns voluntários da RZ e académicos como a Universidade da Indonésia, a Universidade de Respati, etc.

2. O processo de formação e determinação do tipo de atividade (diagrama de processo)

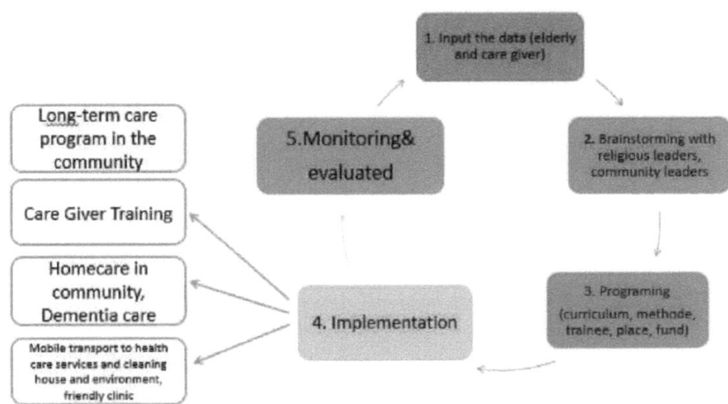

Este programa é gerido pela comunidade, pelo que as pessoas de fora são apenas estimulantes e facilitadores. A inclusão da comunidade como sujeito passa a ser o foco da implementação do programa. A comunidade é acompanhada na recolha de dados sobre os idosos e as potencialidades que estão associadas aos idosos. O resultado é a discussão e o debate na aldeia. Na aldeia são discutidas as atividades geradas e os programas que serão implementados, responsáveis, e preparando a implementação dos programas existentes na comunidade. O programa de idosos é dividido em idosos que ainda são produtivos e idosos com movimentos limitados através de Long-Term Care (LTC). O controlo e a avaliação são facilitados por entidades externas e pela clínica do governo local.

3. Lançamento e Socialização do Programa Aldeia Amiga do Idoso

No final de 2012, KaretPleretBantul, em colaboração com os funcionários da aldeia, os centros de saúde e os habitantes da aldeia, lançou o programa Aldeia Amiga dos Idosos. O lançamento deste programa amigo dos idosos recebeu um bom apoio de toda a comunidade,

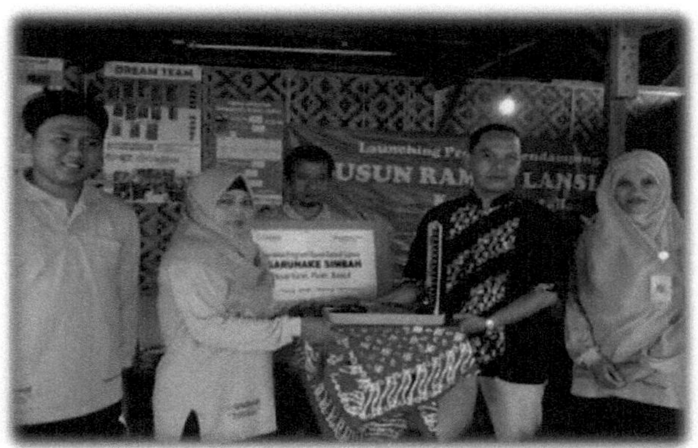

especialmente os idosos, os funcionários do governo das aldeias ao apoio intersectorial, como

o comandante do rayon militar e o sector da polícia também estiveram presentes.

O programa é apoiado através da cooperação da ONG (Organização Não Governamental) Fundação CitaSehat, juntamente com a ONG RumahZakat, partes interessadas como o distrito, o centro de saúde comunitário e o compromisso do povo da província de Yogyakarta, e o Centro académico da Universidade da Indonésia para o Estudo do Envelhecimento. O evento de lançamento foi realizado como uma socialização do programa comunitário de apoio aos idosos, que é o programa de sensibilização que vem da comunidade e utiliza os recursos potenciais que existem na comunidade circundante com o objetivo de melhorar a saúde e o bem-estar dos idosos. Esta forma de consciencialização de todos os círculos de homens, idosos, jovens intergeracionais, ricos, pobres, todos têm a mesma mentalidade em relação aos idosos. Um dos esforços de saúde para os idosos é a implementação do programa Aldeia Amiga dos Idosos. O envolvimento do público em geral é um ponto central na implementação das actividades.

Capítulo 5

Indicadores de uma aldeia amiga dos idosos

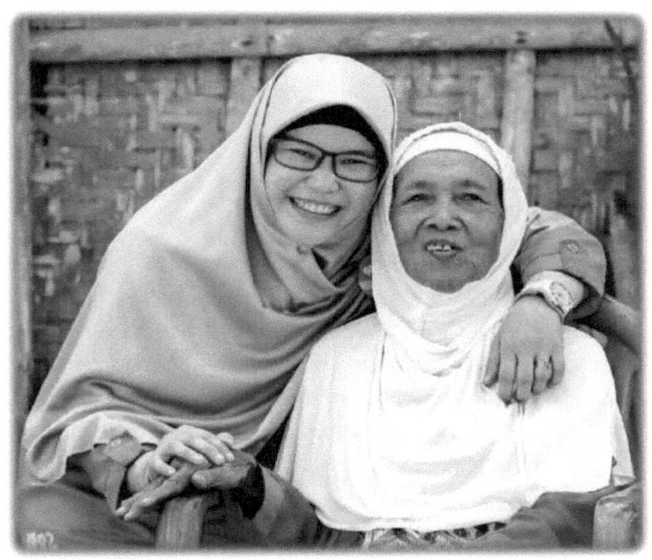

1. O espaço aberto como atividade dos idosos

Espaço aberto de jardim ou terreno que pode ser utilizado para apoiar as actividades dos idosos na aldeia. Espaço aberto que tem sido feito sob a forma de atividade de horta nutricional. O programa de hortas nutricionais consiste na utilização de terrenos de quintal para a plantação de legumes e frutas pela comunidade. O chefe da aldeia de Karet tem um compromisso e apoia o espaço aberto para os idosos como um local de atualização. A atmosfera rural apoia muito o espaço aberto como um local de atividade e a Gronelândia.

Foram contabilizados 60% do total de espaços abertos disponíveis na aldeia de Karet em comparação com os edifícios existentes. Os espaços abertos incluem arrozais, jardins e pátios. A cultura da agricultura, da plantação e do trabalho na horta é facilitada pela horta nutricional. O programa da horta nutricional consiste na utilização do terreno do quintal para a plantação de legumes e frutas pela comunidade. A partir de 2012, o programa de hortas nutricionais foi organizado pelos quadros dos postos de serviços de saúde integrados sob a forma de uma horta parental. O interesse crescente do público, especialmente o papel dos idosos, em participar em cada *RukunTetangga/RT* (associação de moradores) tem um programa de horta nutricional que é gerido de forma independente.

O empenho e o apoio do chefe da aldeia consistem em disponibilizar o dinheiro da aldeia para ser utilizado como horta nutricional, incentivando os idosos a participarem como jardineiros, como meio de passeio e de conversa entre os idosos durante a tarde. Esta atividade decorre há 4 anos.

Em 2014, o uso do solo para o programa de hortas nutricionais ganhou o Prémio ODM (Prémio Objectivos de Desenvolvimento do Milénio) do Gabinete do Enviado Especial do Presidente da Indonésia.

2. Participação comunitária

O apoio comunitário, entre outros, diz respeito aos vizinhos, aos quadros e à sociedade em geral sob a forma de material e imaterial em actividades associadas aos idosos. Entre outros, levar os idosos a frequentar postos de serviços de saúde integrados, dar resposta às necessidades básicas, doar dinheiro e energia na realização de actividades de ginástica para idosos, actividades de formação de cuidadores, ajudar a preparar locais de formação de famílias de idosos, etc.

94% das pessoas da aldeia de Karet, em Bantul, têm o hábito de levar os idosos aos postos de serviços de saúde integrados para idosos ou a outras actividades para idosos. A participação da comunidade no apoio aos idosos é de 100% da comunidade que presta assistência sob a forma de bens imateriais e 45% da comunidade que presta assistência sob a forma de dinheiro para as actividades dos idosos e para os idosos necessitados pessoalmente.

3. Participação dos líderes comunitários

O verdadeiro apoio da comunidade local é dado pelos líderes a nível de *RukunTetangga/RT* (associação de moradores) e de aldeia. Este apoio inclui a participação dos líderes comunitários em actividades como postos de serviços de saúde integrados, ginástica, formação de prestadores de cuidados e cuidados domiciliários a idosos, etc. Este apoio também se traduz na educação de todos os cidadãos para que respeitem sempre os idosos, dando-lhes prioridade no interesse social. O chefe da aldeia, *RukunTetangga/RT* (associação de moradores) numa aldeia amiga dos idosos em Karet, Bantul, tem 98% de participação em actividades para idosos. Além disso, os chefes de subdistritos, chefes de aldeia e chefes de clínica do governo local estão sempre presentes nas actividades dos idosos, prestando apoio e participando nas principais celebrações dos idosos, bem como visitando as actividades do programa da aldeia dos idosos.

4. Capacidade de resposta e boa comunicação

Falar de forma suave, educada e amigável com os idosos, dar uma boa resposta quando há idosos a falar, cumprimentar sempre os idosos quando os encontram, ajudar os idosos quando têm dificuldades. Os habitantes da aldeia de Karet, em PleretBantul, 100% têm o hábito de cumprimentar os idosos e 98% das pessoas têm o hábito de ajudar os idosos.

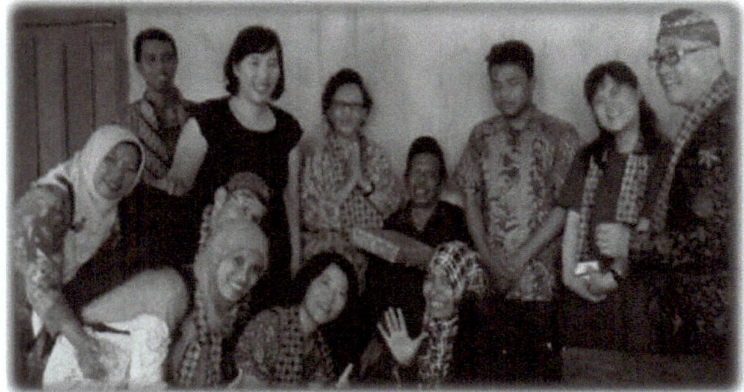

5. O empenhamento da família nos cuidados de longa duração (LTC)

A disponibilidade da família para cuidar dos idosos em casa pode ser feita através da participação em acções de formação de cuidadores. Procurar sempre adquirir conhecimentos sobre os cuidados a prestar aos idosos, esforçando-se por proporcionar o conforto dos idosos que vivem em casa. O nível de participação na formação de prestadores de cuidados é de 95% e toda a família, especialmente a que tem idosos, está empenhada em cuidar bem dos idosos.

6. Respeito pelas pessoas idosas

Forma de educação a todos os níveis da sociedade, tanto jovens como idosos, pobres e ricos, para que dêem sempre prioridade aos interesses dos idosos. As actividades podem incluir ensinar as crianças e as famílias a honrar os idosos como idosos, ouvir as reacções dos idosos nas reuniões da aldeia. Dar oportunidade aos idosos, como forma de honra, de fazer discursos, de dar a maior oportunidade possível de se manterem activos e de ganharem a vida de acordo com as suas capacidades. A comunidade tem vindo a respeitar os idosos.

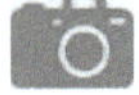
98% da comunidade ensinou as crianças a respeitar e a ser educadas com os idosos.

7. A participação dos idosos em actividades sociais e em postos de serviços de saúde integrados (serviço integrado de cuidados de saúde na comunidade)

Apoiar os idosos e dar-lhes a oportunidade de participarem ativamente nas actividades sociais da sociedade, como os postos de serviços de saúde integrados e a socialização dos idosos. Envolver os idosos na tomada de decisões de acordo com as suas capacidades, incluindo o envolvimento de idosos em reuniões de aldeia em que alguns participantes são idosos. Há dois idosos que se tornam quadros activos em postos de serviços de saúde integrados, o que constitui uma forma de envolvimento dos idosos em actividades. A taxa de participação dos idosos dos postos de serviços de saúde integrados é mensalmente igual a 85%, 95% de participação na atividade do chefe de família dos idosos.

8. Apoiar parcerias e serviços de encaminhamento, bem como serviços de saúde

Existe um bom apoio do governo local, do sector privado e das organizações comunitárias nas actividades dos idosos. A cooperação com instituições de saúde, como a clínica local, a clínica primária ou o transporte, como a ambulância amiga dos idosos, é o esforço do serviço de referência. A parceria que foi construída a partir desta aldeia amiga dos idosos, entre outros, com centros de saúde em termos de actividades integradas de postos de serviços de saúde e controlos básicos de saúde. Outra parceria é com a organização não governamental CitaSehat Foundation, que facilita a formação dos prestadores de cuidados, e com o Instituto de Zakat Rumah Zakat, que apoia o encaminhamento e facilita o acesso às instalações, ou seja, a ambulância gratuita e as clínicas primárias. A ambulância fornece um serviço de transporte de idosos para controlos de saúde periódicos, bem como para serviços de encaminhamento para instalações de saúde avançadas em hospitais.

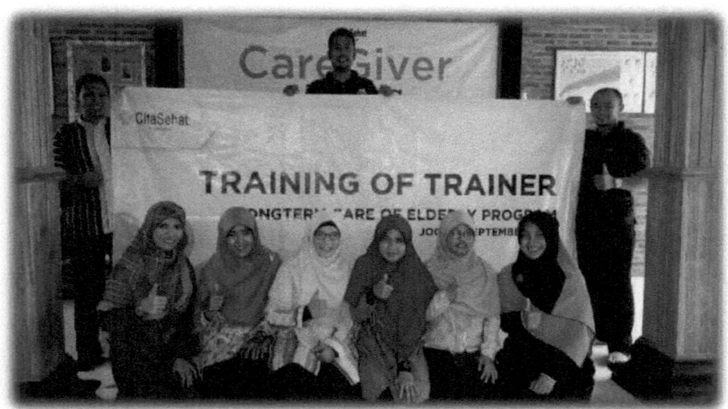

<h1 style="text-align:center">Capítulo 6</h1>

Enquadramento do Programa Aldeia Amiga dos Idosos

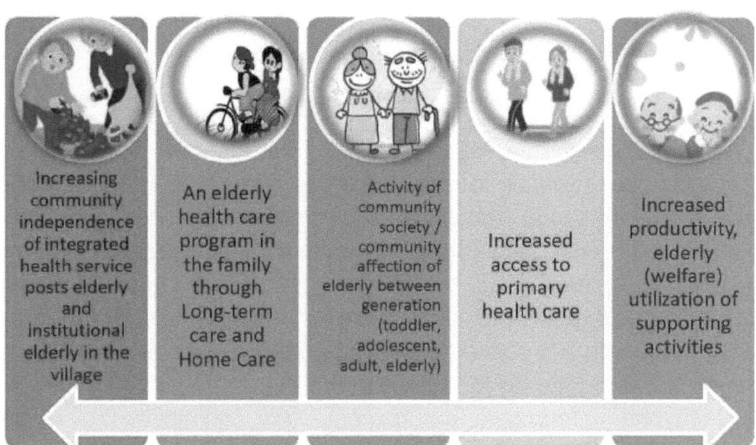

O programa "Amigo dos Idosos da Aldeia" continua a decorrer atualmente. A comunidade é o principal executor deste programa. Esta comunidade inclui quadros de saúde, líderes comunitários como o chefe da *RukunTetangga/RT* (associação de moradores), o chefe da aldeia e o seu equipamento.

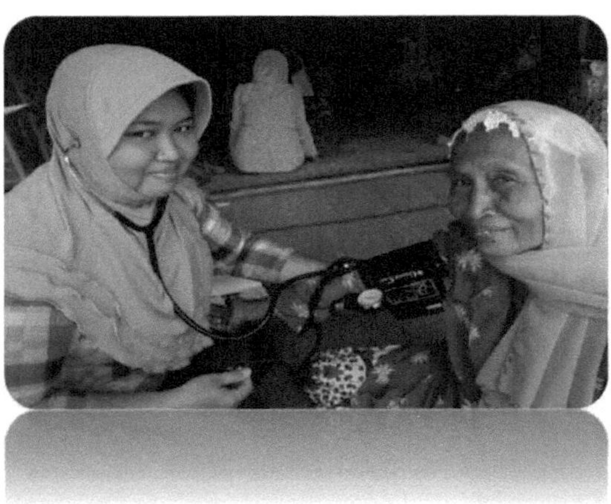

O facilitador é um orientador e capacitador na comunidade, incluindo o papel de capacitação das famílias que têm idosos.

A. Aumentar a independência comunitária dos postos de serviços de saúde integrados para idosos e idosos institucionalizados na aldeia

O aumento da independência da comunidade em actividades integradas nos postos de saúde e noutras instituições para idosos a nível da aldeia visa formar uma comunidade para melhorar a saúde dos idosos que ainda são produtivos. Algumas das actividades empreendidas, entre outras:

1. Idosos dos postos de serviços de saúde integrados (Recolha)

Os postos de serviços de saúde integrados para idosos são postos de serviços integrados para pessoas idosas orientados para a comunidade, onde podem obter cuidados de saúde e educação para a saúde e são destinados aos idosos produtivos. A atividade deste posto de saúde integrado está centrada no acompanhamento e na prevenção do fator de risco de provocar doenças degenerativas. Além de exames periódicos mensais de saúde, educação, clube de hipertensão e clube de DM (Diabetes Mellitus). Este programa integrado de postos de saúde é organizado de forma autónoma pelos quadros de saúde. O apoio é prestado sob a forma de um aumento dos conhecimentos e das competências dos quadros dos postos de saúde integrados na gestão dos postos de saúde integrados para idosos.

2. Canto dos cuidados à demência

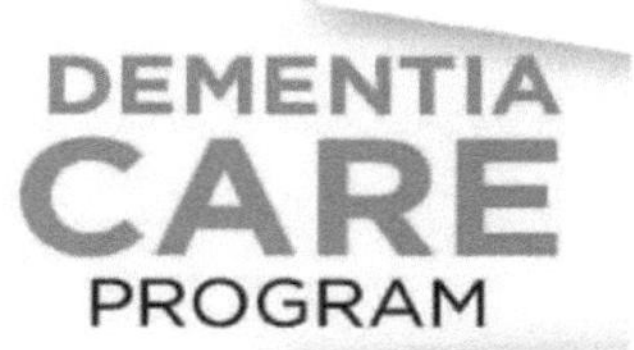

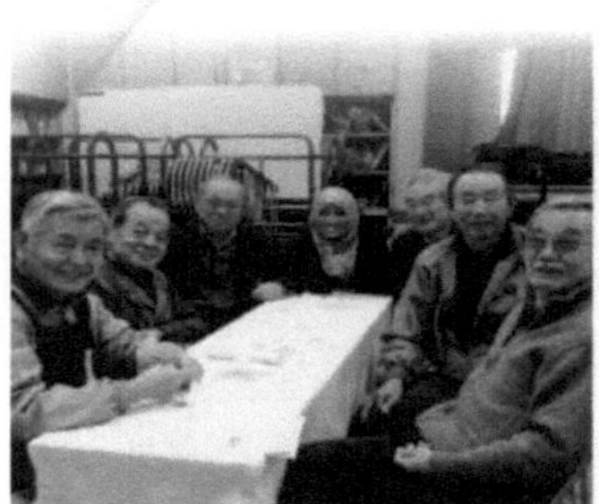

A demência é uma perturbação intelectual e da memória, geralmente progressiva e irreversível. Na Indonésia, é frequente encontrar pessoas com mais de 65 anos de idade que assumem que a demência é um sintoma normal em todos os pais. O facto de uma conceção ou perceção errónea de que todos os pais sofrem de perturbações ou diminuição da memória é apenas um processo normal. Este pressuposto deve ser eliminado da nossa visão errada da sociedade. A existência de alterações características dos idosos com demência, entre outras, alterações nas actividades diárias, perturbações cognitivas (perturbação da memória, da linguagem, da função visual-espacial), alterações comportamentais e psíquicas (alterações comportamentais-psicológicas), pelo que é necessária uma formação complementar

através da disponibilização de um canto de cuidados à demência . São muitas as actividades, como a deteção precoce,

ginástica cerebral, educação familiar, narração de histórias e partilha entre os idosos.

O objetivo do canto de cuidados à demência é prevenir a ocorrência de
de demência, proporcionando educação às famílias para prestarem cuidados a idosos com demência.

B. Um programa de cuidados de saúde para idosos na família através de cuidados de longa duração e cuidados domiciliários

Capacitação das famílias de idosos, através do cuidador

A família é a unidade mais pequena e mais próxima do idoso. Todos os dias, os idosos estarão mais com a família. Para apoiar a melhoria da qualidade de vida dos idosos, a família precisa de compreender e entender a condição do idoso, para que este se sinta confortável no seio da família. Para apoiar o conforto dos idosos, é necessário aumentar os conhecimentos da família sobre os idosos e sobre a forma de cuidar deles. A sensibilização de todas as camadas da sociedade e da família para os serviços e a promoção da saúde dos idosos centra-se principalmente nos cuidados de longa duração (LTC).

O objetivo dos cuidados de longa duração (LTC) é sensibilizar os membros da família para os pais, os idosos que se tornaram pais em criança. Além disso, as famílias são dotadas de conhecimentos que lhes permitem detetar precocemente as doenças sofridas pelos idosos, melhorar a qualidade de vida e a produtividade dos idosos, estabelecer a independência da comunidade, num esforço para melhorar o estado de saúde dos idosos. Os Programas Amigos dos Idosos aplicam um sistema de Long-Term Care (LTC) Long Life a nível comunitário. A expetativa do LTC é que o idoso possa ser tratado pelos próprios familiares e possa viver confortavelmente em sua própria casa, independente de instituições de saúde.

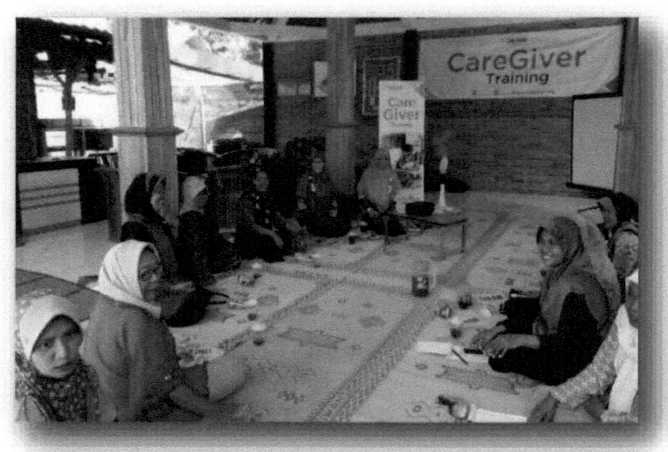

As comunidades de cuidados prolongados são um sistema de actividades integradas realizadas por trabalhadores informais (família, vizinhos, prestadores de cuidados, voluntários ou outros quadros) para os idosos incapazes ou menos capazes de cuidar de si próprios, a fim de manter a qualidade de vida o mais elevada possível. O elevado número de idosos torna-se um desafio para que os idosos tenham uma boa qualidade de vida e sejam saudáveis.

O objetivo dos cuidados de longa duração (LTC) é melhorar a qualidade de vida e a produtividade dos idosos.

1. Formação do prestador de cuidados

O prestador de cuidados é um acompanhante ou prestador de cuidados, é uma pessoa que ajuda os idosos com deficiência a ajudar na vida quotidiana dos idosos. A formação está prevista para o prestador de cuidados, a fim de aumentar os seus conhecimentos sobre a ajuda aos idosos. Esta atividade é realizada todas as semanas, com a duração de 4 horas, durante 3 meses, com conhecimentos básicos sobre os idosos, comunicação com os idosos, cuidados na vida diária, nutrição dos idosos, esforços de prevenção e promoção de doenças degenerativas. No total, 17 prestadores de cuidados tornaram-se formandos e, no final de cada sessão, registou-se uma melhoria mensurável dos conhecimentos. O aumento médio dos conhecimentos é de 72%.

2. Cuidados domiciliários para idosos

As actividades visitam os idosos que não podem sofrer de dores degenerativas. Esta atividade é levada a cabo todos os meses por médicos e enfermeiros idosos - idosos que foram treinados para efetuar controlos de saúde, prestar terapia, por exemplo, a doentes com AVC, etc. Esta atividade trabalha em conjunto com os serviços de cuidados primários, as clínicas e os centros de saúde locais.

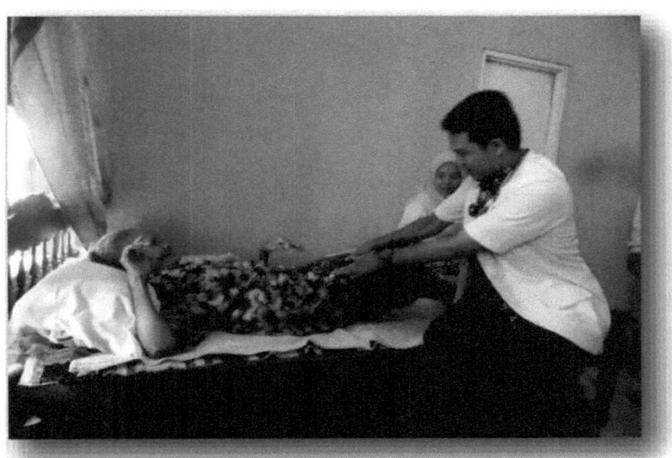

C. Atividade da sociedade comunitária / comunidade afectiva de idosos entre gerações (criança, adolescente, adulto, idoso)

1. Amo-te *Mbah* (avô/avó)

O programa I love You *Mbah* (Avô/Avó) é uma verdadeira forma de amar os idosos. Actividades que dão uma atenção especial, tanto às famílias, como aos vizinhos, às figuras que visitam os idosos e às inter-gerações que dão prémios e cuidados aos idosos na aldeia de Karet. Eis algumas actividades que foram realizadas no âmbito da atividade Eu amo-te *Mbah*.

2. Piquenique intergeracional (jovens e idosos) no museu

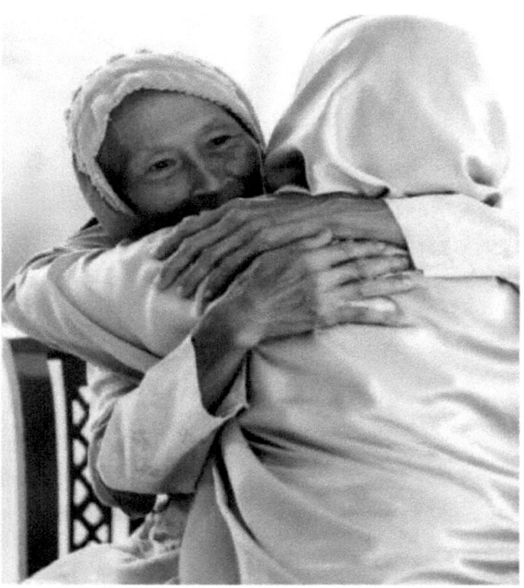

Esta atividade tem por objetivo aproximar as gerações, em especial a geração dos adolescentes com os idosos, sensibilizar, sensibilizar e cuidar dos adolescentes em relação aos idosos. Um adolescente é emparelhado com um idoso para os dois piqueniques, caminhando de mãos dadas para ver objectos históricos no museu. As actividades realizadas incluem contar uns aos outros os idosos aos adolescentes, concurso de fotografias com idosos mais foleiros e fixes. Todos os participantes, especialmente os adolescentes que têm vindo a seguir esta atividade, têm um sentimento de preocupação que está a aumentar mais do que antes, para além de um sentimento de compaixão e cuidado mais num momento em que a sua idade vai passar a fase idosa. Mesmo um adolescente depois de seguir esta atividade vai passar pela casa da sua avó porque me faz lembrar a minha avó e a quer mais. Os idosos sentem-se mais felizes com 100% de idosos têm um aumento no índice de felicidade.

3. O movimento de gestos dos idosos "Uma semana, um encontro"

Esta atividade realiza-se uma vez por semana e é feita pelos quadros e pelos voluntários amigos dos idosos, que são os vizinhos dos idosos, para cumprimentar os idosos. Esta atividade destina-se a visitar os idosos que se encontram incapacitados e com movimentos limitados. As actividades realizadas pelos amigos são cumprimentar, perguntar notícias, assegurar a dieta, se houver queixas relacionadas com a saúde, tratar imediatamente. Para além disso, o encontro com a família é uma forma de preocupação e de envolvimento da família na prestação de cuidados aos idosos em casa.

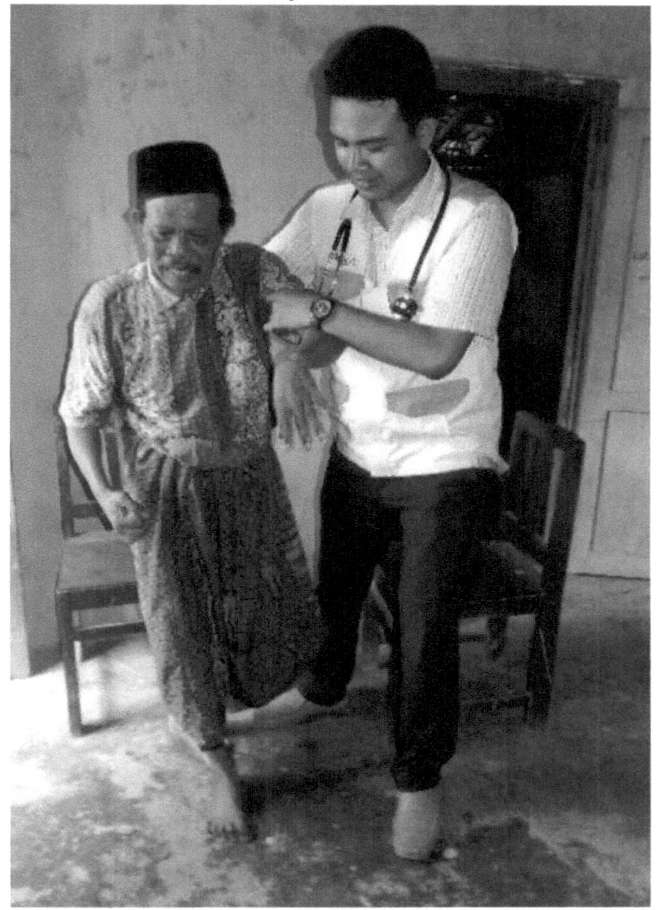

Esta atividade é também realizada pelo chefe da aldeia (líderes comunitários) como forma de compromisso das figuras públicas para com os idosos.

4. Vizinhos mais velhos e simpáticos

Aumentar a sensibilidade e a preocupação dos vizinhos que têm idosos é uma das acções de apoio a um ambiente favorável aos idosos. Especialmente para os idosos que vivem sozinhos, a função dos vizinhos tornou-se a principal pioneira na ajuda aos idosos nas AVD (Actividades da Vida Diária). Alguns meios de educação para a saúde dos idosos são dados a bons vizinhos no que respeita ao tratamento de situações de emergência, nutrição, cuidados a idosos com demência, etc.

5. Clube Hipertensão e Clube Diabetes Mellitus (DM)

Recolha de idosos ainda produtivos que sofrem de hipertensão e DM, o que é feito é proporcionar educação e consulta mais aprofundada sobre Hipertensão e DM. As atividades no clube de hipertensão e DM incluem educação, verificação periódica da tensão, monitoramento dos fatores de risco da hipertensão e DM através do controle da dieta, do consumo de doces, do tabagismo (fumo) e da atividade física e das condições psicológicas (risco de stress). Essa atividade é realizada uma vez por mês. Para além dos idosos, é também feita uma orientação às famílias dos idosos.

D. Aumento do acesso aos cuidados de saúde primários

1. Frota móvel "Ambulância" amiga dos idosos

A existência de um seguro de saúde patrocinado pelo governo ajuda os idosos na realização dos serviços de saúde, especialmente para os idosos que não podem pagar financeiramente. Não é raro encontrar idosos que se deslocam de motociclo/motociclo para obter o serviço, de modo que, embora o serviço gratuito seja prestado nos serviços de saúde, o alojamento ainda tem de ser pago. Por isso, é preciso um transporte cómodo e gratuito.

A cooperação em parceria é efectuada para apoiar os idosos na prestação de acesso optimizado aos serviços de saúde.

Os idosos que precisam de um veículo para a clínica ou centro de saúde podem usar as instalações no meio e pegar com a Frota de Ambulância. A ambulância é apoiada através da cooperação com fundações que dispõem de serviços de ambulância gratuitos, tais como a ambulância Zakat Home, que tem vindo a prestar apoio na entrega de idosos a centros de saúde, clínicas e hospitais. Esta ambulância está acessível 24 horas.

As famílias dos idosos receberam formação sobre uma emergência sem contacto que pode ser contactada na reserva desta frota. Espera-se que a existência desta frota amiga dos idosos seja capaz de facilitar o acesso dos idosos aos serviços de saúde.

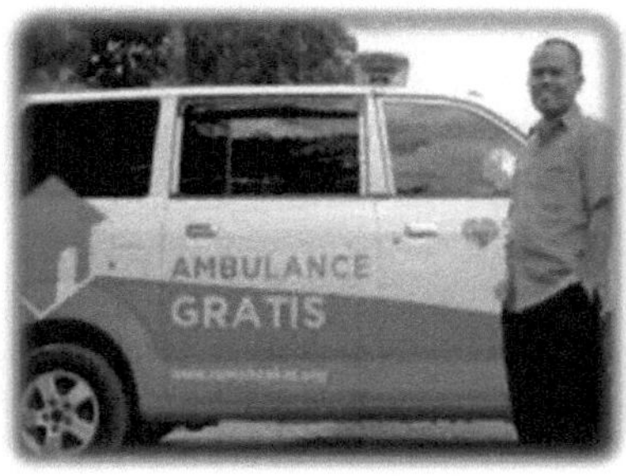
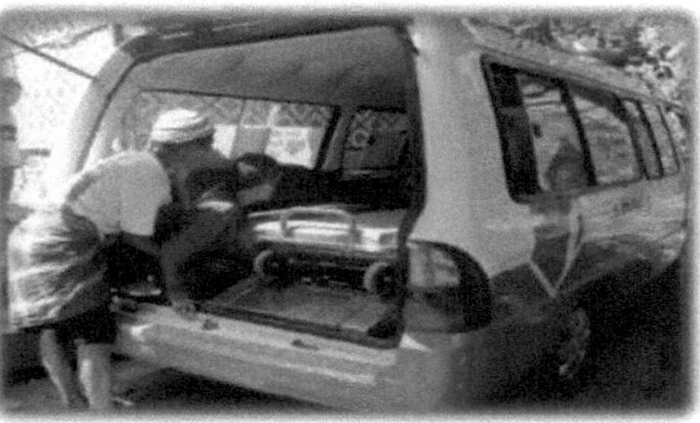

2. Clínica amiga dos idosos

A clínica amiga dos idosos trabalha em conjunto com a clínica primária Rumah Zakatas na continuação do tratamento básico para os idosos necessitados. Todas as semanas, todas as segundas-feiras, os idosos fazem um rodízio para realizar exames e educação na clínica, além de exames periódicos de saúde dos idosos e as famílias dos idosos são educadas de acordo com o tipo de factores de risco para a doença. Para além de estabelecer parcerias com clínicas locais situadas na área de trabalho da aldeia.

E. Aumento da produtividade, utilização pelos idosos (bem-estar) de actividades de apoio (horta nutricional, lixo de caridade, jardim)

1. Socialite idosa

Esta atividade é um local de encontro para os idosos que têm uma paixão pelo convívio com outros idosos. Esta atividade realiza-se uma vez por mês na reunião do chefe de família. As actividades são preenchidas com partilha de fotografias, *sholawatan* (louvor a Deus), exercícios cerebrais e de dança. Para além disso, a reunião de chefes de família também melhora o bem-estar dos membros através de grupos de negócios independentes, artesanato de acordo com o interesse dos idosos.

2. Limpeza de lares de idosos

Este programa foi concebido para ajudar os idosos que não podem pagar e os idosos que vivem sozinhos. O objetivo desta atividade é uma forma de sensibilização para a limpeza da casa (higiene sanitária). O ambiente torna-se um fator que afecta o grau de saúde de cada um. A existência de um ambiente limpo, com ventilação adequada, livre de poeiras, pode reduzir o risco de fontes de doença devido ao ambiente. A limpeza das casas dos idosos é efectuada por voluntários e pelas comunidades para ajudar em conjunto.

Algumas substituições de equipamento de dormir e outros apoios foram obtidos através do apoio dos cidadãos e da recolha de ajuda de doadores. Esta atividade foi apoiada e teve a participação direta da Comissão Provincial dos Idosos da Província de Yogyakarta. Uma história interessante sobre as actividades dos idosos que quebram casas: alguns idosos residentes na aldeia de Karet ainda utilizam materiais (trançados de madeira) chamados *dabag*. Por razões de conveniência, o plano é substituído por uma parede permanente, mas os idosos rejeitam e sentem-se mais confortáveis com a parede de vime de madeira. Apenas as almofadas que tinham sido reparadas se transformaram em solo de cimento, com mais considerações de saúde, melhorando a ventilação e a limpeza dos utensílios de cozinha. O hábito na tomada de decisões, principalmente nas actividades da casa, envolve sempre o idoso para que este se sinta confortável a viver na sua própria casa. O envolvimento na tomada de decisões torna-se um dos indicadores do envolvimento socialmente ativo.

3. Programa de hortas nutricionais e programa de recolha de lixo para caridade

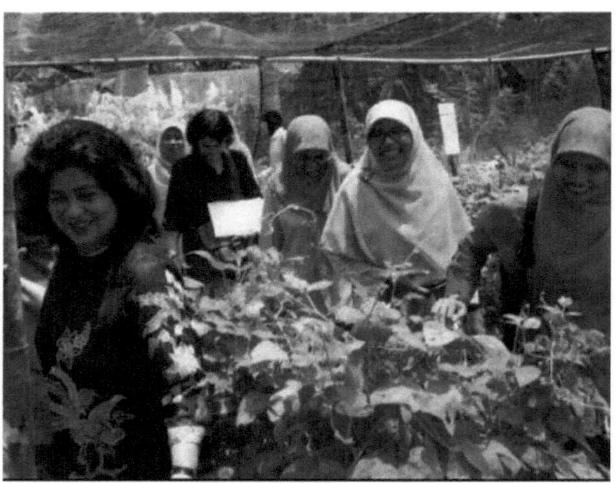

As actividades de jardinagem e a existência de um terreno aberto tornam-se um local de auto-realização para os idosos. O programa da horta nutricional é um terreno pertencente ao chefe da aldeia que é dado aos residentes e que pode ser utilizado para plantar legumes e frutas. O resultado é dado à comunidade, especialmente para crianças, mulheres grávidas e idosos que não podem pagar, alguns vendidos para voltar a nutrir a horta. Neste programa, os idosos usados como objectos também podem tirar partido dos programas da horta nutricional como uma área aberta e, juntamente com a direção, participar na plantação, sementeira e colheita da horta nutritiva.

A existência de actividades do programa Horta Nutricional aumenta a presença dos idosos no meio social, aumentando o índice de felicidade. É visível que os idosos que participam no programa de hortas nutricionais se juntam a outras pessoas, riem, partilham histórias e não se sentem sozinhos. A existência de actividades de recolha de lixo na aldeia de Karet faz com que os idosos participem ativamente. Em casa, cada idoso participa na seleção dos resíduos por tipo. Quando estão cheios, há cidadãos que os aceitam. Os resíduos recolhidos são vendidos a colectores e ganham dinheiro. O dinheiro é utilizado para fins sociais, actividades integradas nos postos de saúde, interesses comuns que beneficiam a população. Os idosos têm uma paixão por competir no bem, embora apenas através do lixo. Como muitas vezes se ouve dizer, a limitação da propriedade não diminui o espírito dos idosos de partilhar e de fazer o bem, mesmo que seja apenas através da caridade do lixo. Pode ser fácil entrar no céu de uma pessoa por causa do lixo que é dado com a intenção sincera da recompensa de (Deus) Allah SWT. O espírito continua a fluir nos idosos para que continuem a fazer o bem. Para aqueles de nós que são jovens, que se sintam envergonhados com o espírito dos idosos, para continuarem a fazer um bem extraordinário.

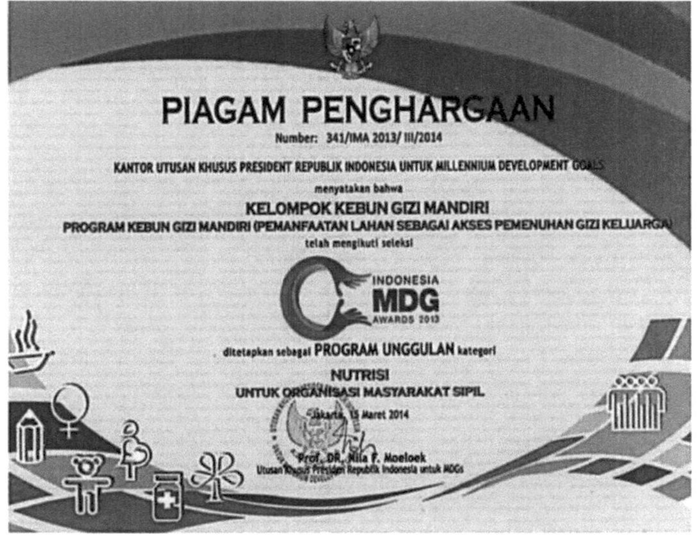

Capítulo 7

Programa atual Desenvolvimento da Aldeia Amiga dos Idosos

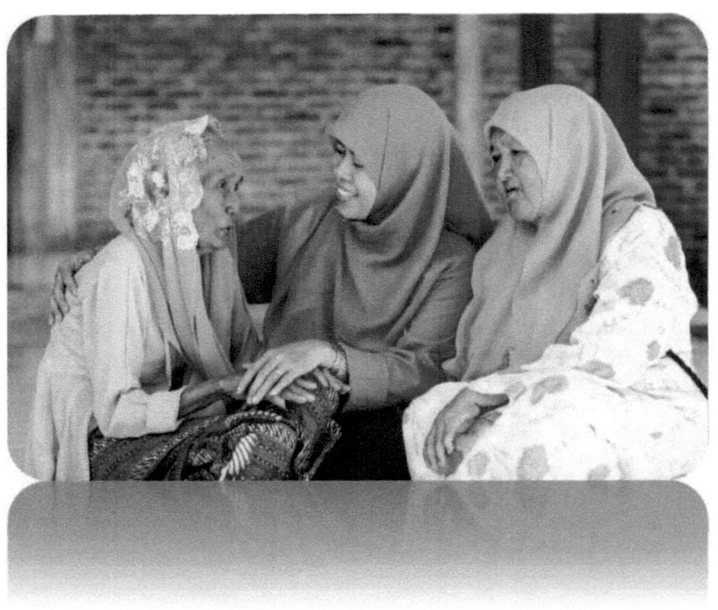

O programa de apoio aos idosos da aldeia ainda está em curso atualmente. A comunidade é a proprietária e a principal responsável pela implementação do programa. Colocar a comunidade como sujeito do programa é necessário para promover um sentimento de pertença e, em conjunto, ser responsável pela sustentabilidade de um programa amigo dos idosos da aldeia.

Esta comunidade abrange todos os níveis da sociedade, tanto nas famílias com idosos ou não, incluindo os quadros de saúde, os líderes comunitários, como o chefe do bairro, o chefe da aldeia e o seu equipamento. O facilitador é uma ação de orientação e de reforço das capacidades da comunidade, incluindo o papel de responsabilização das famílias que têm idosos. A reflexão do programa "Aldeia Amiga dos Idosos" a partir de vários indicadores que foram organizados é feita para estudar o sucesso entre outros.

Nível de conhecimento do público sobre a assistência aos idosos

Segundo Notoatmodjo (2003), o conhecimento é o resultado da sensibilidade humana, ou seja, o resultado do conhecimento de uma pessoa ao objeto através dos seus sentidos (olhos, nariz, ouvidos, etc.).

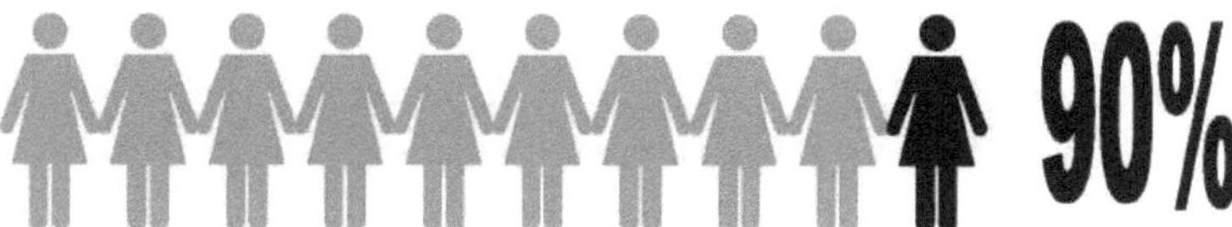

O diagrama do conhecimento da comunidade sobre a amizade dos idosos é o seguinte: o gráfico acima mostra que 90% do conhecimento da comunidade sobre a amizade dos idosos é bom e que não há nenhuma sociedade que tenha um nível de conhecimento mau sobre a amizade dos idosos. A amizade para com os idosos tem várias avaliações, como se mostra a seguir.

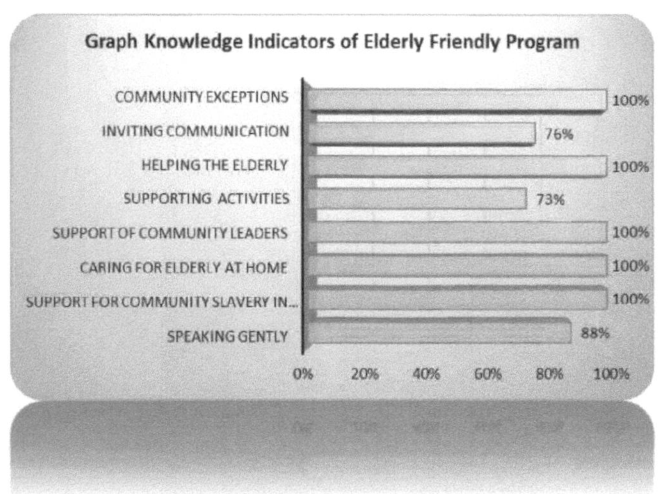

Os indicadores gráficos do conhecimento da comunidade sobre a amizade com os idosos são considerados bons. Alguns conhecimentos que já 100% da comunidade conhece, entre outros, dizem respeito aos idosos, à ajuda aos idosos, ao apoio dos líderes comunitários, à prestação de cuidados aos idosos em casa e ao apoio comunitário às actividades dos idosos. O conhecimento de uma pessoa sobre objectos tem diferentes intensidades ou níveis, tal como o conhecimento sobre os idosos. Em linhas gerais Notoatmojo (2003) divide em 6 níveis de conhecimento, a saber:

1. Saber é definido como uma simples recordação (lembrança) de uma memória pré-existente depois de observar algo. Para saber ou medir se as pessoas sabem

algo, podem utilizar-se as perguntas.

2. A compreensão é a compreensão de um objeto, não basta conhecer o objeto, não basta mencionar, mas a pessoa deve ser capaz de interpretar corretamente o objeto conhecido.

3. A aplicação é definida se a pessoa que compreendeu o objeto em questão puder utilizar ou aplicar os princípios conhecidos noutras situações.

4. A análise é a capacidade de uma pessoa descrever e/ou separar e, em seguida, procurar relações entre os componentes contidos num problema ou objeto conhecido.

5. A síntese mostra a capacidade de uma pessoa resumir ou colocar numa relação lógica os componentes do conhecimento que possui.

6. A avaliação está relacionada com a capacidade de uma pessoa justificar ou julgar um determinado objeto.

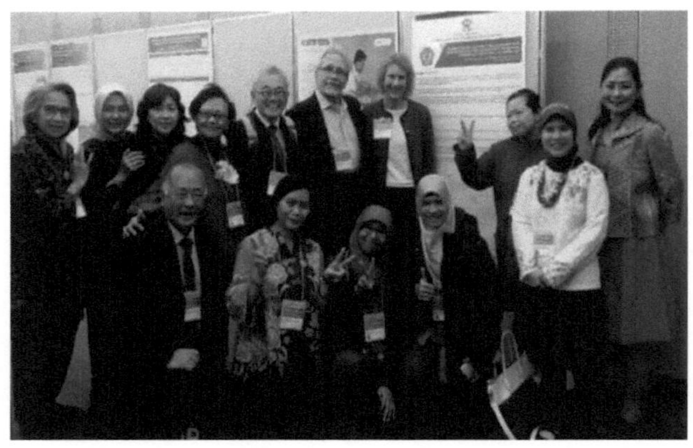

Comportamentos das pessoas em relação aos idosos

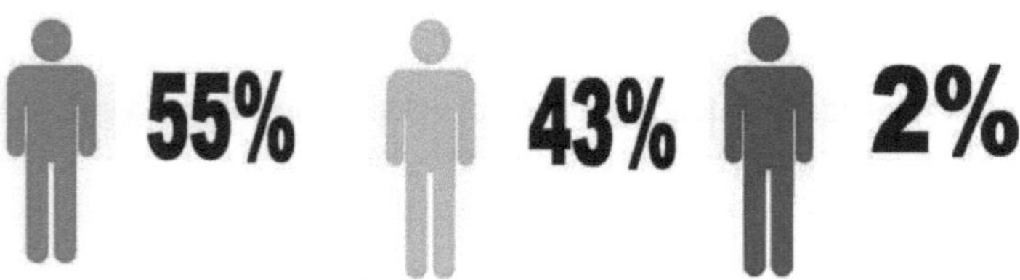

As pessoas já têm um bom comportamento (55%) em relação à simpatia para com os idosos. 43% das pessoas têm um comportamento médio em relação à simpatia para com os idosos. Apenas 2% das pessoas têm um mau comportamento. O comportamento humano é o conjunto das actividades humanas, quer diretamente observadas, quer que não podem ser observadas por estranhos (Notoatmodjo, 2003).

Considerando que, no sentido geral, o comportamento é o conjunto das acções ou actos realizados pelos seres vivos. A compreensão do comportamento pode ser limitada como um estado da alma para argumentar, pensar e comportar-se, que é um reflexo de vários aspectos, tanto físicos como não físicos. Gráfico da categoria comportamento comunitário sobre idosos amigáveis.

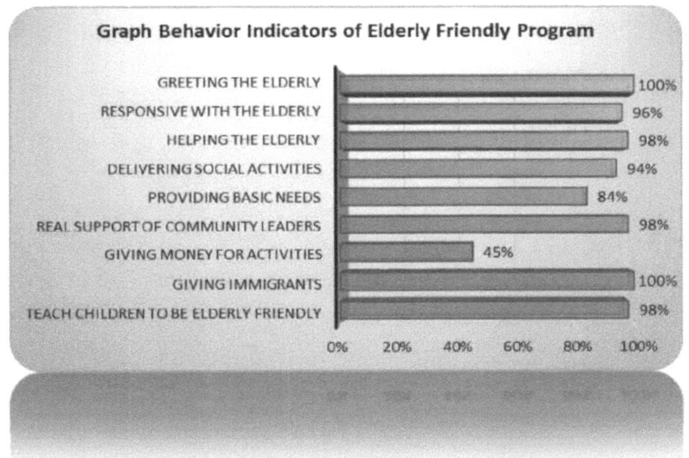

O comportamento também é definido como a reação psíquica de uma pessoa ao seu ambiente, as reacções em questão são classificadas em duas: formas passivas (sem acções concretas ou concretas) e a forma ativa (com acções concretas). O indicador do gráfico seguinte é um comportamento ativo da comunidade num programa de apoio aos idosos da aldeia.

Indicadores gráficos do comportamento da comunidade em relação à amizade para com os idosos, alguns já foram bem referidos. Algumas pessoas que têm um comportamento ótimo acima de 95% em relação à amizade com os idosos, entre outros, têm o hábito de cumprimentar os idosos; ajudar os idosos em necessidade, costumam ensinar as crianças de forma amigável aos idosos, e são sempre receptivas aos idosos. O comportamento que não foi ótimo só atinge 45% das pessoas que o fizeram é a prestação de assistência sob a forma de dinheiro, quer pessoalmente aos idosos, quer para ajudar os idosos. Esta condição está em conformidade com a situação socioeconómica da aldeia, que se situa, na sua maioria, no sector económico médio. Esta condição está de acordo com a socio-economia da aldeia, que se encontra maioritariamente no sector económico da classe média. Mas o bom comportamento, embora não seja capaz de fornecer ajuda monetária, 100% das pessoas têm o hábito de ajudar os idosos de forma imaterial. A ajuda é sob a forma de energia em eventos de idosos, entrega de idosos, partilha de alimentos, apoio social aos idosos necessitados.

Lawrence Green (1980) tentou analisar o comportamento humano partindo do nível da saúde. Que a saúde de uma pessoa é influenciada por dois factores principais, nomeadamente factores comportamentais (causas comportamentais) e factores exteriores ao comportamento (causas não comportamentais).

Os factores comportamentais são determinados ou formados por:

- Factores predisponentes (factores de predisposição), que se manifestam em conhecimentos, atitudes, crenças, convicções, valores, etc.
- Factores facilitadores, que se manifestam no ambiente físico, na disponibilidade ou indisponibilidade de instalações ou equipamentos de saúde, tais como clínica local, medicamentos, equipamento esterilizado, etc.
  O fator de reforço incorporado nas atitudes e comportamentos dos profissionais de saúde ou outros agentes, que constitui um grupo de referência do comportamento da comunidade.

A análise analítica mostra que existe uma correlação significativa entre o nível de conhecimento e o comportamento, que é de 31,2%, indicada pelo valor de significância = 0,026 inferior a 5%.

Isto significa que o melhor conhecimento da comunidade afectará o comportamento de amizade para com os idosos. O comportamento tem uma forte correlação com o apoio dos líderes da comunidade e o apoio da família. A OMS (1984) analisa aquilo que leva uma pessoa a comportar-se de determinadas formas:

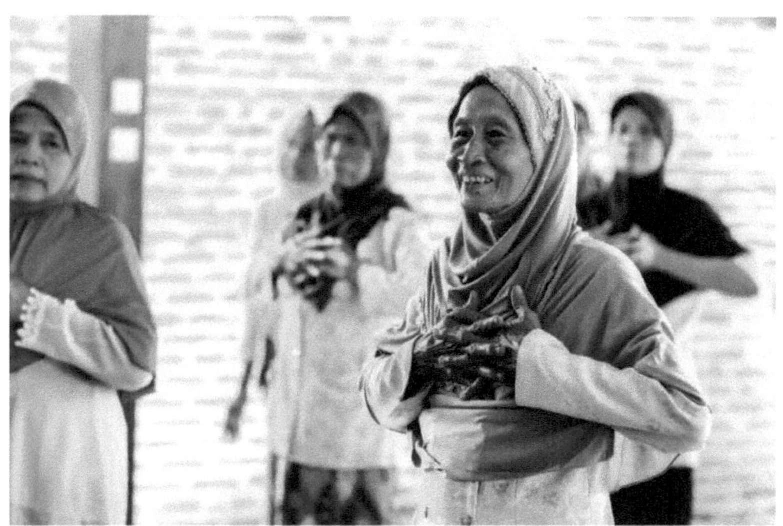

1. Pensamentos e sentimentos, nomeadamente sob a forma de conhecimentos, percepções, atitudes, crenças e juízos de uma pessoa em relação ao objeto (objeto de saúde).
- Conhecimento obtido a partir da própria experiência ou da experiência dos

outros.

- A confiança é frequentemente ou obtida dos pais, avós ou avôs. Uma pessoa aceita a confiança com base na crença e sem qualquer prova.
- A atitude descreve que alguém gosta ou não gosta do objeto.

A atitude é muitas vezes derivada da própria experiência ou da pessoa mais próxima. A atitude faz com que alguém se aproxime ou se afaste de outras pessoas ou outros objectos. Uma atitude positiva em relação às medidas de saúde nem sempre se concretiza numa ação, dependendo da situação no momento; as atitudes serão seguidas de acções que se referem às experiências dos outros, atitudes ou não seguidas de uma ação baseada em muitas ou pelo menos na experiência de uma pessoa.

2. Uma figura importante como modelo a seguir. Quando uma pessoa é importante para ele, então o que ele diz ou faz tende a ser imitado. No comportamento amigável dos idosos, o chefe da aldeia que apoia a aldeia amigável dos idosos tem uma influência positiva no comportamento da comunidade para ser amigável para com os idosos.
3. Recursos, incluindo instalações, dinheiro, tempo, energia
4. O comportamento normal, os hábitos, os valores e a utilização dos recursos numa

sociedade produzem um modo de vida que é geralmente designado por cultura. Esta cultura forma-se ao longo do tempo e está sempre a mudar, lenta ou rapidamente, de acordo com a raça humana.

Capítulo 8

Cuidados de longa duração na comunidade

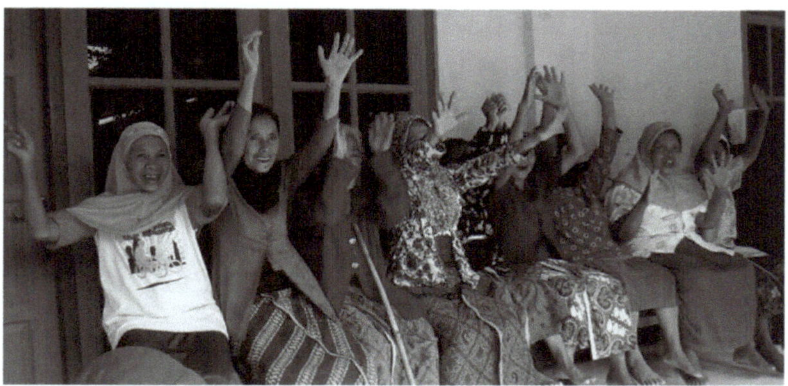

Um programa de apoio aos idosos na aldeia através dos cuidados de longa duração (LCT) é uma abordagem sistémica, especialmente na comunidade. Os cuidados de longa duração são um sistema de actividades integradas realizadas por profissionais, mas neste caso conduzidas por trabalhadores informais (família, vizinhos, prestadores de cuidados, voluntários ou outros quadros), a seguir designados por prestadores de cuidados a pessoas idosas que não têm meios ou têm menos capacidade para cuidar de si próprias, a fim de manter a qualidade de vida o mais elevada possível.

O âmbito destes serviços de cuidados prolongados abrange as necessidades básicas de apoio à atividade de vida diária/atividade de vida diária e/ou actividades de necessidades sociais, para os idosos que têm doença crónica ou incapacidade, deficiência cognitiva e/ou física, através de uma abordagem holística e abrangente. Os cuidados de longa duração (LTC) fazem parte do processo de envelhecimento (doenças crónicas, declínio funcional, limitações da atividade de vida diária ou dependência e necessidades de LTC). (*Bappenas.*-Agência *Nacional de* Planeamento do Desenvolvimento) Objectivos dos Cuidados de Longa Duração :

- Ajuda nas atividades diárias (atividade de vida diária), Inclui atividades de autocuidado, mobilização e movimentação dos membros (andar, levantar-se de cadeiras, tomar banho, escovar os dentes, vestir-se, defecar, comer, beber, etc.)
- Ajuda para realizar actividades instrumentais diárias (I-Vida diária eficaz), ou

seja, actividades que apoiam a autossuficiência (limpar a casa, cozinhar, fazer compras, ir ao médico, gerir as finanças, etc.)

Modelo de cuidados de longa duração segundo a *Bappenas* (Agência Nacional de Planeamento do Desenvolvimento):

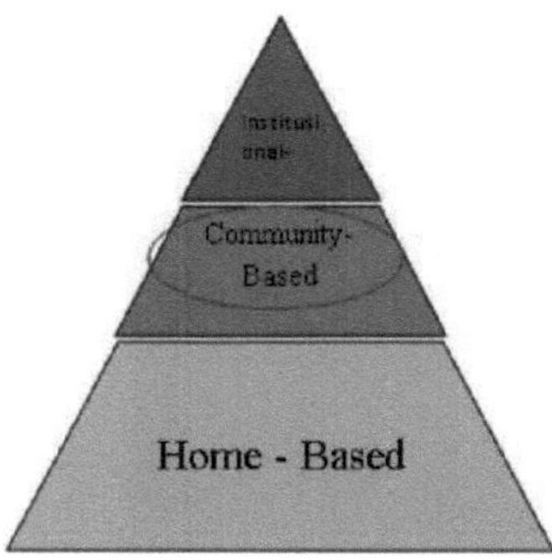

Três componentes principais Cuidados de longa duração:
1. Governo: Fornecedores de sistemas de seguros de cuidados prolongados e de serviços de base institucional
2. Comunidade: Prestadores de serviços baseados na comunidade
3. Agregado familiar: reforço da capacidade do agregado familiar

A *Bappenas* (Agência Nacional de Planeamento do Desenvolvimento) afirmou que a prestação de serviços comunitários de cuidados de longa duração é um prestador baseado na comunidade. A comunidade de cuidados a idosos da Fundação CitaSehat criou um programa de formação de prestadores de cuidados. A formação de prestadores de cuidados, que tem sido gerida pela Fundação CitaSehat, é realizada na aldeia de Karet, subdistrito de Pleret, Bantul, província de Yogyakarta. O número de idosos da Aldeia da Borracha que ainda precisam de um prestador de cuidados ou de uma enfermeira para continuar a sua vida quotidiana, daí que a Fundação Sonho Saudável veja a oportunidade de capacitar a comunidade da Aldeia da Borracha, especialmente a família idosa, que se tornará prestadora de cuidados aos idosos.

Foram distribuídos vários materiais ao prestador de cuidados, incluindo: As necessidades nutricionais do idoso, cuidados com a demência, gestão do tratamento da hipertensão, Prevenção de maus tratos no idoso, Cuidados de longa duração(LTC), comunicação do idoso, acesso aos cuidados de saúde para o idoso, violência no idoso, Risco nos Cuidados de Longa Duração(LTC) do idoso para o cuidador, atividade física/desporto ligeiro no idoso com limitação de movimentos,

Doença degenerativa no idoso, Gestão dos cuidados ao idoso após um AVC, prevenção de quedas e lesões no idoso, alterações psicomotoras no idoso

idosos, maior envolvimento dos idosos na família, envolvimento dos idosos na comunidade, etc. Alguns destes materiais são materiais de base sobre os idosos.

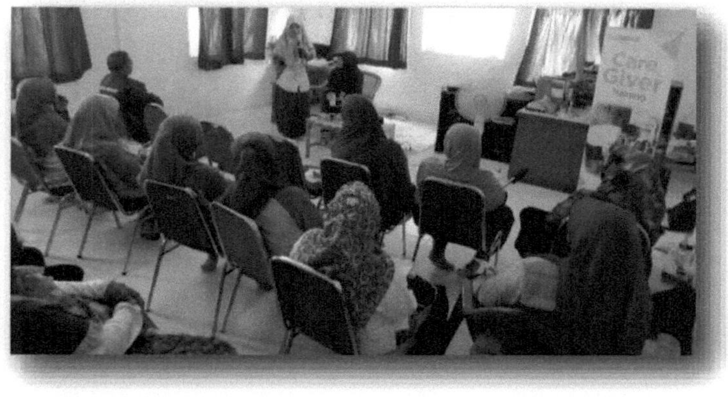

INPUT

Necessidades e será modificado de acordo com as necessidades dos idosos confrontados.

Material de formação sobre cuidados com o cuidador
1) O papel da família (Motivação do prestador de cuidados)
2) Comunicação Idosos
3) Ética social nos cuidados aos idosos
4) Atividade da vida diária / Instrumento Atividade da vida diária (ADL)
5) A necessidade de nutrição nos idosos
6) Saneamento, higiene e segurança dos idosos em casa
7) Doenças degenerativas e cuidados de longa duração (LTC) para os idosos
8) Saúde oral e dentária
9) Cuidados com a demência
10) A atividade física/exercício físico ligeiro nos idosos é um movimento limitado
11) Fazer os idosos felizes
12) Fisioterapia
13) Tratamentos tradicionais com ervas
14) Psicologia e Espiritualidade
15) Acesso aos serviços de saúde e ao seguro de saúde.
       i Facilitador de implementação, nomeadamente: Médicos de clínica geral, dentistas, especialista em comunicação, motivador, psicólogo, enfermeiro/fisioterapia, especialista em saúde pública, especialista em

nutrição, partes interessadas/centro de saúde comunitário/instituição de cobertura universal de saúde, quadros de idosos amigos, idosos voluntários

- Objetivo: formação do prestador de cuidados que é membro de uma família de idosos, quadros amigos dos idosos. No total, são 20 participantes por turma para a formação de cuidadores.

• Trabalho em rede com os centros de saúde comunitários, o Ministério da Saúde, as partes interessadas locais, a comissão local para os idosos da província de Yogyakarta, o meio académico (UNRIYO, UI, URINDO), os responsáveis políticos locais, os hospitais e as associações profissionais da Indonésia, como a PERSAGI, a IDI, a PERSAKMI, a IAKMI, a HAKLI e a PPNI.

- O orçamento é utilizado para o funcionamento do programa, para a produção de suportes e ferramentas educativas.

- Método com palestra, discussão / brainstorming e simulação. Este material básico é dado até 20 horas ao prestador de cuidados. Uma sessão de tempo determinado varia de acordo com o tipo de material, 60-120 minutos inclui perguntas e respostas e discussão. A aplicação pode ser feita todas as semanas ou de 1 a 2 meses, uma vez ou sequencialmente durante 3 dias. Métodos combinados com atualização da saúde dos idosos, cada um utilizando um cartão de controlo.

- Localização e frequência. A localização em Karet Village, Subdistrito Pleret, Bantul, Província de Yogyakarta, é efectuada 2 vezes em 1 mês. Ou o calendário é acumulado de uma só vez. Esta atividade decorreu durante 1 ano, pelo que foi alargada a outras áreas em várias cidades da Indonésia.

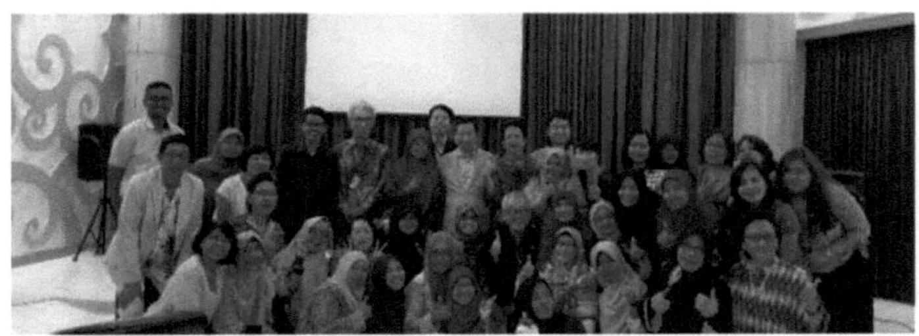

Processo: TDR (Termo de Referência) Implementação da Formação de
Prestadores de Cuidados

PROSES

Purpose of the Material	Material	Method and duration
1. Family role (Motivation For Care Giver)		
Objective: In order for participants to know and realize the motivation in the self that plays as a family so as to be able to care for the elderly sincerely.	• Understanding of Motivation • Sources of Motivation • Family Role • How to Maintain and Developing Motivation care for the elderly • Increase sincerity, caring.	• Handout words • Presentation • Video discussion /simulation Time 1 hour
2. Ederly Communication		
Objective: to enable trainees to communicate effectively.	• Understanding of communication • Factos that affect communication • Attitude and communication techniques • Communication language • Communication with the elderly	• Handout words • Presentation (ppt) • Video • discussion /simulation Time 1 hour
3. Social ethics in elderly care		
Objective: In order for the trainees to understand the ethics of association and respect for the parents so they can perform their duties politely.	• Human Rights and Elderly • Understanding social ethics • Factors that affect ethics • Attitude in the association • Ethical techniques	• Handout words • Presentatio n (ppt) • Video discussion /simulation

		time 1 hour
Objective: to enable trainee to under stand various types of diseases in elderly and disruption of theaging process so as to be able to prevent, treat and seek treatment and rehabilitation.	■ Understanding illness and elderly disease (elderly disease) ■ Systeml ife in thebody ■ Knowing the various types of disease and disease management process ■ Knowing the various disorders of the aging process (geriatric syndrome) ■ Knowing Long Term Care (LTC) for the elderly	■ Handout words ■ Presentation (ppt) ■ Video ■ Discussion /simulation Time 4 hours
Objective: To enable the trainees to assist the elderly / elderly in a holistic way.	■ Understanding activity daily living. ■ The functions and benefits of activity daily living. ■ IDL Assistance and activity daily living.	■ Handout words ■ Presentation(ppt) ■ Video ■ discussion /simulation Time 2 hours
Objective: to enable the participants to understand the food, and the appropriate diet so they can practice in their daily life.	■ Understanding of nutrition ■ Various nutrient functions ■ Standard of food for the elderly ■ Various diets and how to make sonde method.	■ Handout words ■ Presentation (ppt) ■ Video ■ discussionan d simulation time 1 hour
Objective: To enable participants to understand the health of the environment, risk factors for environmental	■ Definition of sanitation, hygiene ■ Risk factors for sanitary and environmental diseases	■ Handout words ■ Presentation (ppt) ■ Video

diseases and the safety of the elderly at home.	▪ Basic elderly basicity at home ▪ Handling of accident / emergency condition of elderly elderly at home.	▪ Discussionan and simulation Time 1 hour
Aims: ▪ Training participants understand the importance of oral health of the elderly ▪ Understand various oral abnormalities, understand the procedure of oral care of the elderly so that dental hygiene improvement is achieved, plaque score and dental status	▪ Exposure to the importance of oral health of the elderly and the determining factors ▪ Conditions / disorders of the oral cavity are often found in the elderly ▪ Barriers to the implementation of oral health care of the elderly ▪ Presentation of the principle of preventive procedures for the elderly ▪ Oral health protocol elderly ▪ Equipment needed to perform preventive procedures of oral health of the elderly ▪ Profession that can perform primary health care elderly mouth cavity ▪ Referral mechanisms for abnormalities (Type of oral cavity disorder requiring referral, where to refer)	▪ Handout words ▪ Presentation (ppt) ▪ Video ▪ Discussion and simulation of the method to clean the mouth ▪ time 2 hours
Objective: to enable participants to assist the elderly with regard to dementia, management	▪ Understanding ▪ Symptoms of dementia ▪ Risk factors ▪ Treatment of dementia ▪ Tips to prevent further	▪ Handout words ▪ Presentation (ppt) ▪ Video ▪ discussionan

	dementia	d simulation time 2 hour
Objective: to enable participants to assist elderly in physical activity, light exercise to improve fitness of elderly	• Restrictions on sports for the elderly • The benefits of exercise • Various types of sports / stretching • Simulation of brain and mouth exercises	• Leaflet • Presentation (ppt) • Video • simulation time 1 hour
Objective: to enable participants to understand the source of happiness, how to increase happiness especially in the elderly	• Individual development • Stress • Achieve elderly happy • Tips improve the happiness index • Empathy in the relationship between escort	• Presentation (ppt) • Video • discussionand simulation time 1 hour
Objective: To enable trainee's to help the Elderly perform physical exercise / therapy, perform traditional and herbal treatment srationaly	• Understanding physiotherapy • Various kinds of complications • Various kinds of techniques and forms of exercise therapy • A variety of traditional and herbal treatments	• Handout words • Presentation (ppt) • Video • Discussionand simulation Time 1 hour
Objective: to enable trainee's to know the nature and behavior of the elderly, so as to be able to assist the Elderly correctly	• Understanding of elderlypsychology • Characteristics and personality type of parent / elderly • Emphasis and care of the elderly emotionally and spiritually	• Handout words • Presentation (ppt) • Video • Discussion dan simulation Time 1 hour
Objective: to enable	• Types of primary care	• Handout

participants to have access to health services, FKRTL and health insurance	services • Referral model in FKRTL • Access to health services elderly • Health assurance technical implementation process	words • Presentation (ppt) • Discussion Time 1 hour

Processo de notas :

1. Implementação de programas educativos ou de simulações para o prestador de cuidados, com uma periodicidade de 1 a 2 vezes por mês ou acumulada.

2. Implementação da monitorização dos participantes prestadores de cuidados. A implementação da medição do nível de conhecimento e da competência do prestador de cuidados, conhecimento através de pré e pós-teste.

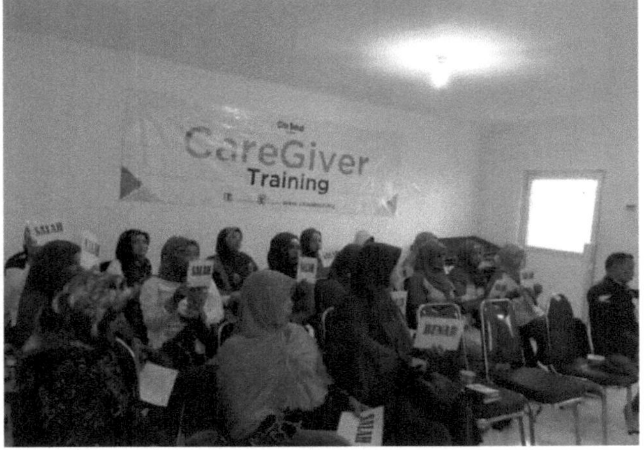

OUTPUT

Aumento dos conhecimentos e das competências do prestador de cuidados, independência do prestador de cuidados no processo de prestação de cuidados aos idosos, presença institucional de cuidados de saúde na comunidade de idosos, conforto dos idosos para viverem e serem tratados pela sua própria família

A melhoria do estado de saúde faz com que os idosos se sintam felizes por viverem na zona de residência.

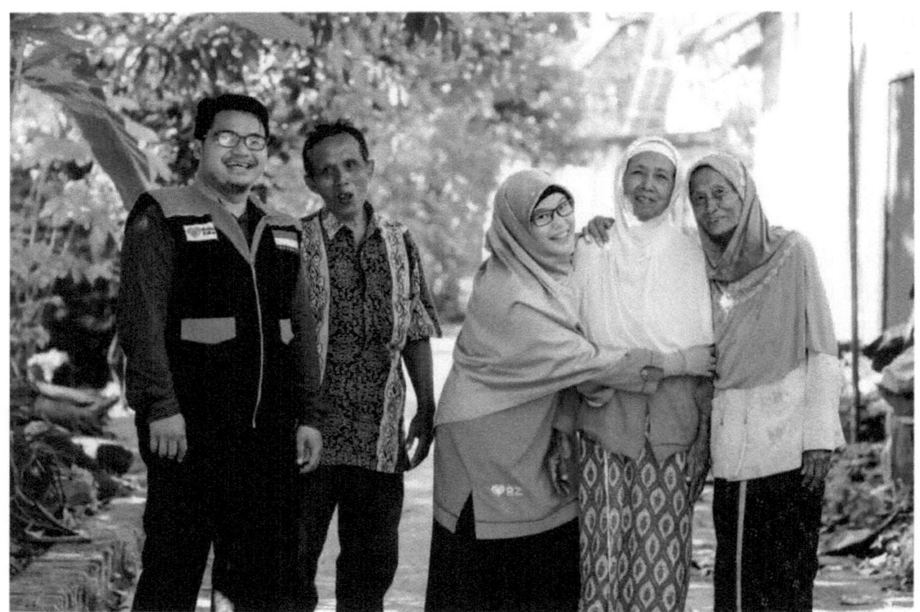

Conclusão Resultado da Aldeia Amiga dos Idosos

Os resultados da gestão do programa da aldeia amiga dos idosos revelaram uma prevalência de hipertensão de 26%. Não foram detectadas doenças infecciosas com base no ambiente, nomeadamente TBC 0%, durante vários meses não houve idosos que sofressem de diarreia. Isto deve-se ao êxito da atividade de limpeza da casa que apoia o programa de cuidados domiciliários.

O efeito que emergiu destes cuidados de longa duração (LTC) é uma mudança significativa que é demonstrada pelos membros. Cerca de 30% sofreram acidentes vasculares cerebrais e um deles é um doente com AVC que desenvolveu a capacidade de se mover e de se sentar após 7 anos, incapaz de se mover de todo. O Sr. Asmudi, um dos participantes do programa de cuidados de longa duração, tem 62 anos. Desde há 6 anos que o Sr. Asmudi sofreu um AVC e não se consegue mexer, apenas se deita e não consegue falar. Depois de frequentar o LTC durante o primeiro ano, o Sr. Asmudi registou um crescimento significativo. As intervenções efectuadas no seu domicílio tornaram as visitas dos médicos e enfermeiros intensivas, o movimento ligeiro formou e motivou tanto o próprio prestador de cuidados, que é o filho do Sr. Asmudi, como os idosos do quadro amigável e as pessoas que o rodeiam continuamente. Além disso, o principal fator de apoio é o assistente amigo dos idosos, que conta com 15 pessoas, e o apoio da família.

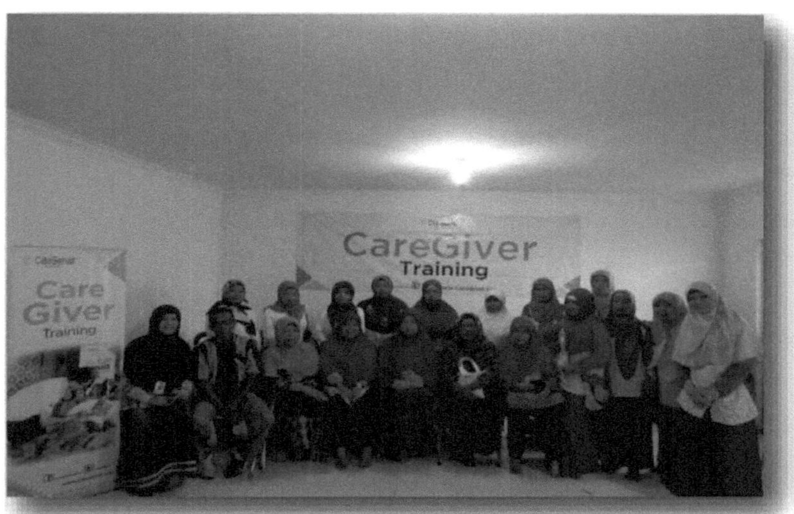

Padrão de formação que é dado para melhorar a motivação e treinar movimentos fáceis para os idosos. A atividade de rotina que é feita é cumprimentar os idosos todas as semanas, monitorizar os sinais vitais, programa de carro clínico móvel que está pronto para levar os idosos ao serviço de saúde. Para que 100% dos idosos se sintam mais felizes com o programa de saudação dos idosos. Esta atividade pode aumentar a motivação dos idosos para se manterem saudáveis e também aumentar a preocupação dos membros da família com a saúde dos idosos. O programa "Aldeia amiga dos idosos" é um programa de saúde baseado na sociedade, que permite que os quadros de saúde, os vizinhos e os amigos se juntem para cuidar da saúde dos idosos.

REFERÊNCIA

Abi Kusno Nugroho. 2013. Kelanjut usiaan Sehat Menuju Masyarakat Sehat Untuk Segala Usia.Jakarta: Buletin Jendela Data dan Informasi Kesehatan, Semestre I, 2013.

, 2007. Older Population in Indonesia :: Treands, Issues and Policy Responses. Documento sobre o envelhecimento da população n.º 3, UNPFA.

-------- , 2007. Cidade Amiga dos Idosos Global (Terjemahan OMS). Roménia

Consórcio para o Envelhecimento Ativo Aisa Boletim Pasific 2016 - 2017

AdiSantika. 2013. Lanjut Usia dalam Perspektif Hukum dan HAM.Jakarta: Buletin Jendela Data dan Informasi Kesehatan, Semestre I, 2013

Azwar, Saifuddin (2005). SikapManusia. Teori dan Pengukurannya. Pustaka Pelajar. Yogyakarta

Boletim de dados e informações sobre o sector da saúde. 2013. Gambaran Kesehatan Lanjut Usia Di Indonesia.Kementerian Kesehatan Republik Indonesia

IlonaKickbusch, GaudenzSilberschmidt e Paulo Buss, "Diplomacia da Saúde Global: a necessidade de novas perspectivas, abordagens estratégicas e competências no domínio da saúde global", *Boletim do Órgão Mundial de Saúde* 85 (2007)

Istianahermawati. 2015. Kajian tentang kota Ramah Lanjut usia. Kementerian Sosial Republik Indonesia. Badan pendidikan dan penelitian kesejahteraan social balai besar penelitian dan pengembangan pelayanan kesejahteraan sosial (B2P3KS) Yogyakarta

Istiana Hermawati, Diretor do Centro de Investigação de Kota Ramah Lanjut Usia. Badan Pendidikan dan Penelitian Kesejahteraan Sosial Balai Besar Penelitian dan Pengembangan Pelayanan Kesejahteraan Sosial (B2P3KS) Yogyakarta. Disampaikan dalam seminar dan lokakarya tentang kota Ramah Lansia di LPPM UNY. 23 de abril de 2015

Comité de Gestão do RI. Situação e análise do território dos EUA. Pusat Data dan Informasi. 2015

Joko Tri Haryanto. Artigo sobre a Lansia e o Bónus Demográfico de Kedua. Badan Kebijakan Fiskal Kementrian Keuangan RI. Dipublish tanggal 15 April 2015

Lalonde, M., A. (1974) *New Perspectives on the Health of Canadians. Um documento de trabalho.* Ottawa : Information Canada

Laporan Riset Kesehatan Dasar 2013 Pusat Penelitian dan Pengembangan Kemenkes RI

Lynch Kevin, 1975. The Image of The City. Imprensa MTI

Maryam dkk. Mengenal Usia Lanjut dan Perawatannya. Salemba Medika, Jacarta: 2008

Notoatmodjo S, 2003, *Pengantar Pendidikan Kesehatan dan Ilmu Perilaku Kesehatan*, Rineke Cipta Jakarta.

Undang-undang Republik Indonesia No.13 tahun 1998 tentang Kesejahteraan LanjutUsia

Yulaswati. Perlindungan social Lanjut Usia. 2015. direktur perlindungan social dan kesejahteraan masyarakat. Kementerian PPN/Bappenas
http://www.komnaslansia.go.id/modules.php?name=News&file=article&sid=56

Autor

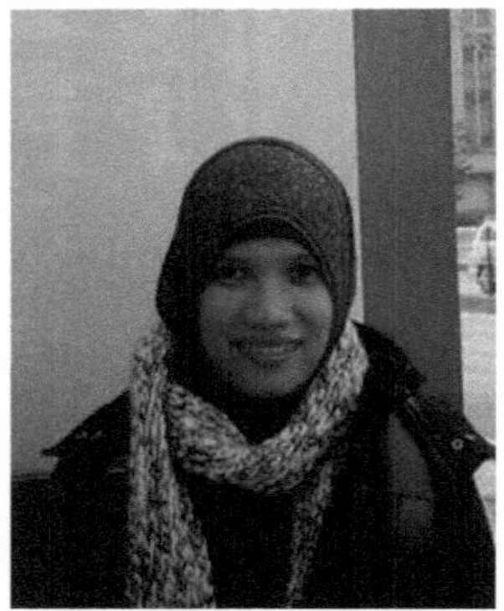

Dwi Endah, licenciado em MPH pelo Mestrado em Saúde Pública da Universidade de Gadjah Mada, está atualmente a desenvolver muitas actividades na ONG Cita Sehat Foundation como diretor do programa para idosos. Premiado com o MDGs Award, USAID, o prémio alumni da Universidade de Diponegoro tem sido fundamental para inspirar a sociedade e o desenvolvimento institucional. Publicação de investigação sobre o Programa Aldeia Amiga dos Idosos; Lições aprendidas Esforço para a comunidade com base na melhoria do envelhecimento saudável, Sucesso das aldeias de idosos em Bantul, Sucesso do programa de hipertensão do clube em idosos em Palembang, Saúde Seguro para os idosos com malária, acesso gratuito a ambulâncias para idosos, etc. Atualmente, é responsável pela formação de cuidadores de idosos, pela capacitação de idosos com uma abordagem de cuidados de longa duração (LTC). O livro já foi escrito Charity garbage, Care for Teens, etc. A mulher, que é atualmente docente do Programa de Estudos de Saúde Pública, bem como consultora de gestão do Programa de Responsabilidade Social Empresarial RSE, sempre quis ser uma fonte de inspiração e de benefício para o mundo inteiro. CP :d.endah@yahoo.com

Coautor

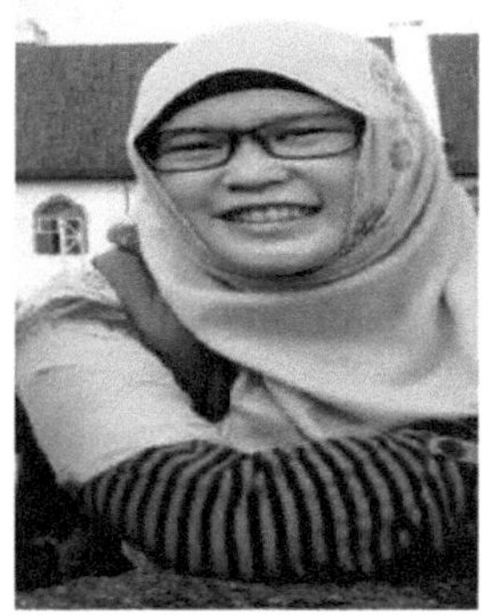

Afrezah, SKM. Nascida a 08 de abril de 1992 em PagarAlam South Sumatera, licenciada pela Faculdade de Saúde Pública em 2014, exerce a sua atividade na Fundação Cita Sehat de Yogyakarta como coordenadora de campo do programa de apoio aos idosos. Tem experiência na gestão de programas para idosos a nível comunitário, gerindo o Clube de Hipertensão para idosos em Palembang, Sumatra do Sul. Estou motivada para conseguir que as pessoas à minha volta compreendam melhor e despertem para a amizade com os idosos. Porque um dia, com a longevidade, todos se tornarão idosos. CP: +62 853 6810 5991 afr ezah@yahoo.co.id

Newspaper Documentation

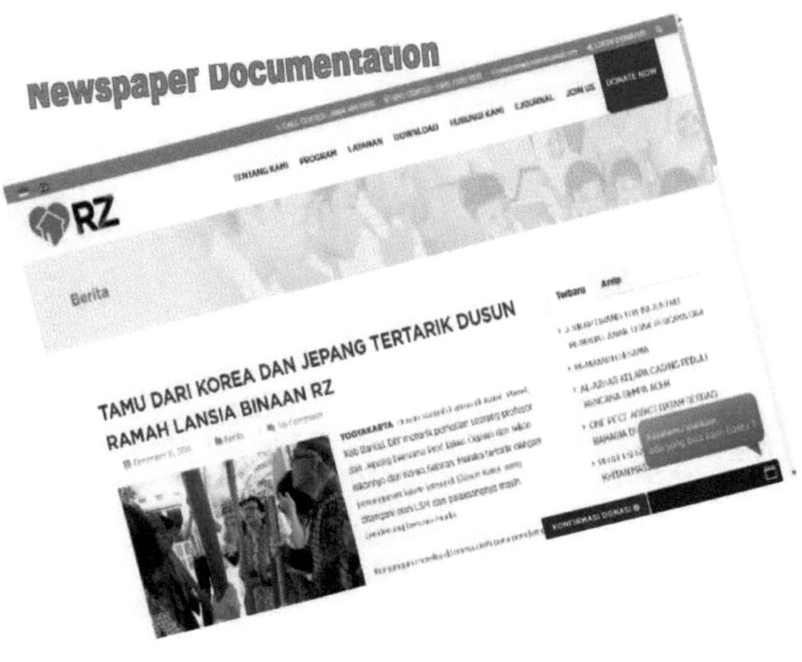

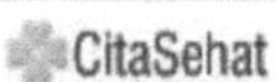

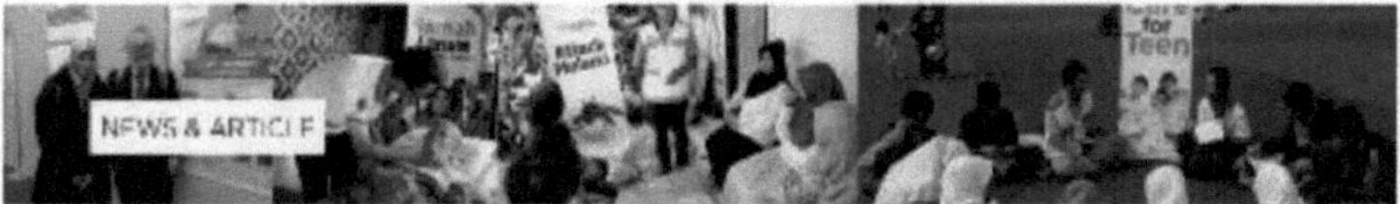

AABC, Kyushu University Kunjungi Komunitas LTC Binaan CSF

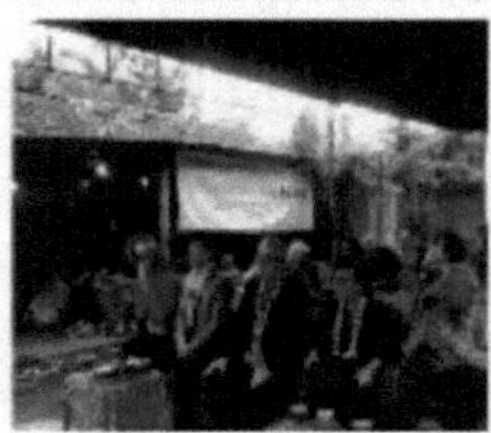

Our purpose was to train family and volunteer caregivers to provide LTC for the elderly. Keishin developed a modular training program. Local professional trainers were trained to deliver the program, assisted by a training kit. The modules covered in the training were:

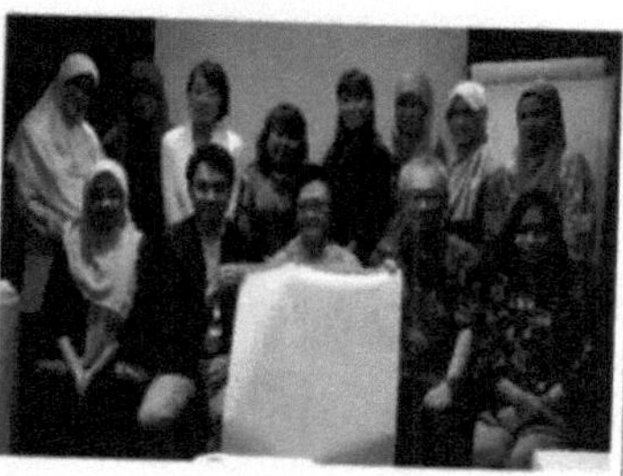

- The values of LTC (Kaigo)
- Promoting life quality for individuals you support
- Safety at work
- Communicating positively
- Working with those at risk
- Providing dementia care
- Understanding your role
- Body and mind mechanics of older persons
- Supporting Activities of Daily Living
- Supporting Instrumental Activities of Daily Living
- Recognizing and responding to abuse and neglect

Congratulations to the winners of the Poster Session!

Kaysorn Sumpowthong and Srimuang Palangrit from Thailand
• *The development of quality of life amount the elderly utilizing the concept of sufficiency economy and community participations, Pathum Thani Province*

Daisuke Watanabe from Japan
• *Local health promoted group activities and active aging: A case of "Genki Station" in Yokohama*

Yu Min Lee and Moon Choi from Korea
• *Lonely Death in South Korea: A News Media Analysis*

Teresa Tsien, Alma Au, Jackie Kwok, Yip Ho Ming, Anita Leung, Daniel Lai, Simon Chan, Kurt Nan, Karmela Leung, and Eddie Lai from Hong Kong
• *Age Friendly City: Preliminary Findings in Hong Kong*

Nurminingsih, Ign. A. Wirawan Nugrohadi, and Arif Haryana from Indonesia
• *Elderly empowerment through small and medium enterprises waste plastics crafting at Bambuapus, East Jakarta*

Honorable Mentions

Dwi Endah and Ratna Kusumaningsih from Indonesia
• *Elderly friendly village program lesson learn effort to community-based to improve health and aging in Bantul District Yogyakarta*

Soondool Chung, Sugwon Kim, and Eunjin Lee
• *Factors influencing life satisfaction of older adults: focused on the level of age friendliness of cities*

Masako Yoshizu, Kazushige Mizobe, Hirotsugu Tazume, and Makoto Yano
• *What do you want to communicate and teach? The roles of seniors and children as seen through intergenerational exchange activities.*

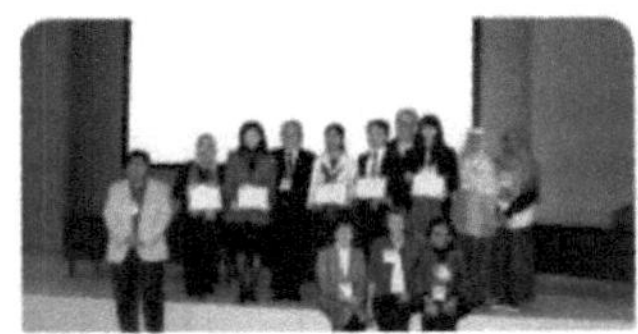

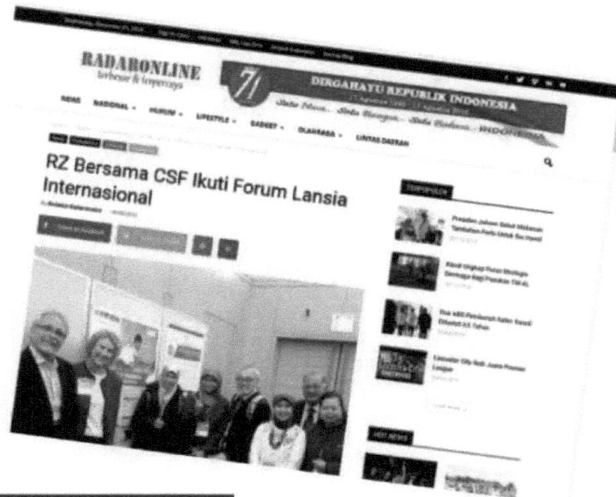

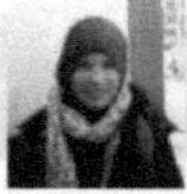

Long Term Care in the Community
Practices Developing Country, Indonesia
by Dwi Endah
Program Director Cita Sehat Foundation

By 2020, about 11% of Indonesia's population will be elderly...this is 28.6 million people! Research has found that the level of disability is also high, with about 70% of older adults having light disability. In developing country such as Indonesia, providing home and community LTC can help keep older persons at home. This can help greatly to improve situation, and it is what most want.

The purpose of our Long Term Care (LTC) in the Community program is to promote independence for the elderly by helping families learn to care for them at home. Supporting an older person at home generally costs less than keeping them in a nursing home.

It is assumed however, that fewer children and grandchildren will be available to care for elderly. Thus, we are want to train family caregivers, but we also want to explore the demand for and barriers to living at home with a broad range of support services.

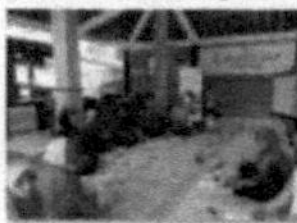
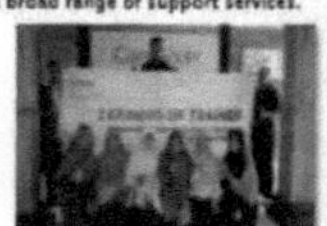
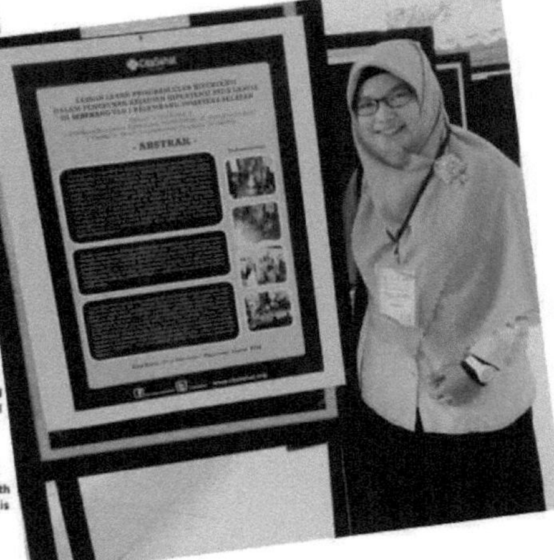

First we need to raise the knowledge, insight, and awareness of community and religious leaders. The trainees are caregivers of the eldelry, like spouses, children, or neighbors. A total of 20 hours of training over 5 months is provided. After training, participants should be able to perform effective communication, understand the aging process and its clinical implications, assist with Activities Daily Living, and explain the domains of Geriatric Assessment. We will measure changes in knowledge with Pre and Post Tests.

Care giver training in the community has been implemented in 13 provinces in Indonesia. Challenges include diversity of caregiver education levels and their understanding of health care. However, the demand of LTC service in the community is growing, and this training is highly needed.

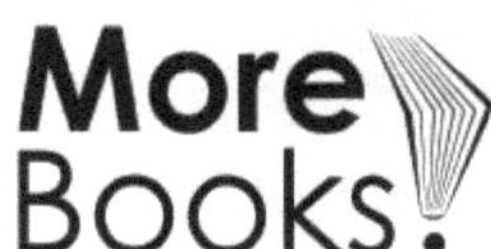

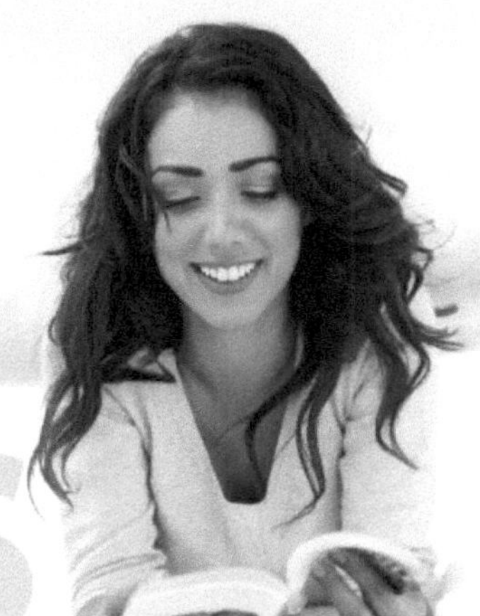

yes
I want morebooks!

Buy your books fast and straightforward online - at one of world's fastest growing online book stores! Environmentally sound due to Print-on-Demand technologies.

Buy your books online at
www.morebooks.shop

Compre os seus livros mais rápido e diretamente na internet, em uma das livrarias on-line com o maior crescimento no mundo! Produção que protege o meio ambiente através das tecnologias de impressão sob demanda.

Compre os seus livros on-line em
www.morebooks.shop

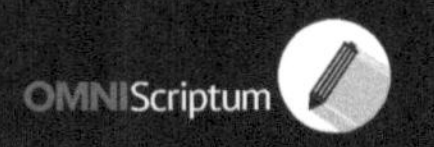

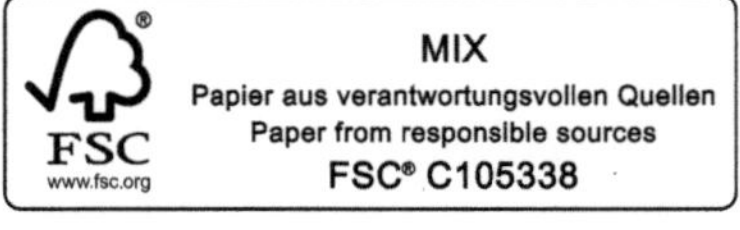

Printed by Books on Demand GmbH, Norderstedt / Germany